Anatomie

und

Dermatologie

von
Helen und Herbert Pietrulla

1980
Otto Hoffmanns Verlag
München

Printed in Germany. Alle Rechte, auch das der Übersetzung und auszugsweisen Veröffentlichung vorbehalten.
Published 1980. © bei Otto Hoffmanns Verlag, München.
Gesamtherstellung: Künzel-Druck KG, Darmstadt. ISBN 3-87347-008-X

VORWORT

Wiederum ist eine Neuauflage des Bandes 3 der „Blauen Reihe" notwendig geworden. Einige Kapitel wurden von mir geringfügig erweitert. Inzwischen ist zu den 5 Lehrbüchern der „Blauen Reihe" ein sechstes hinzugekommen: Das Lehrbuch der Fußpflege. Die „Blaue Reihe" besteht nun aus folgenden Lehrbüchern:

Band 1 „Behandlungskosmetik und Geschäftskunde"

Band 2 „Chemie, Materialkunde, Physik und Apparate"

Band 3 „Anatomie und Dermatologie"

Band 4 „Dekorative Kosmetik"

Band 5 „Kompendium der Ganzheitskosmetik"

Band 6 „Lehrbuch der Fußpflege"

Für den Lernenden sollen die sechs Fachbücher grundlegende Literatur für den Unterricht in Ganzheitskosmetik und Fußpflege sein. In der Fachpraxis sollen sie der Anregung dienen. Für angrenzende Berufe wie Drogisten, Friseure, Masseure, Parfümerieverkäufer etc. sind sie Überblick und Information über das Wissensgebiet der in der vorbeugenden Gesundheitspflege Tätigen.

Für ihren wissenschaftlichen Rat und ihre persönliche Unterstützung bei der Zusammenstellung der Bücher danke ich Herrn Dr. med. Hanns Wirth, Dermatologe, Herrn Dr. med. Reinhold Dietz, Internist, Frau Dr. med. Birgit Dietz, Herrn Studiendirektor Harry Sieler, Dr. rer. pol. Herbert König, Frau Nina Haas und Herrn Hans Neumann, Keimdiät Dr. Grandel. Meinen besonderen Dank für seine aktive Mitarbeit und fachliche Beratung möchte ich Herrn Oberstudienrat Friedrich Wiedemann, Frankfurt/M. aussprechen.

Ein Quellennachweis über die von mir herangezogene Literatur befindet sich am Schluß des Bandes 5 und des Bandes 6.

April 1980

Helen Pietrulla-König

Inhaltsverzeichnis

Anatomie und Physiologie

Zelle	3/7 — 3/10
Gewebearten	3/10 — 3/14
Haut mit Hautanhanggebilden	3/14 — 3/24
Das Knochensystem	3/25 — 3/33
Das Muskelsystem	3/34 — 3/42
Das Atmungssystem	3/43 — 3/45
Das Kreislaufsystem	3/45 — 3/50
Lymphsystem und Lymphe	3/50 — 3/53
Das Verdauungssystem	3/54 — 3/58
Die Harnorgane	3/59 — 3/60
Die Geschlechtsorgane	3/61 — 3/65
Das Nervensystem	3/65 — 3/68
Die Hormondrüsen	3/68 — 3/70
Die Sinnesorgane	3/70 — 3/72

Kosmetische Chirurgie

Lifting	3/76
Ober- und Unterlidplastik	3/77 — 3/79
Ohrenplastik	3/79 — 3/80
Lippenplastik	3/80
Nasenkorrekturen	3/81
Brustplastik	3/82
Bauchplastik	3/83
Reithosenplastik	3/84 — 3/86

Dermatologie

Die Haut	3/89 — 3/91
Hauttypen	3/91 — 3/93
Allergie	3/93 — 3/95
Akne vulgaris	3/95 — 3/97
Akne arteficialis	3/97 — 3/98
Rosacea	3/98 — 3/99
Effloreszenzen	3/100 — 3/102
Teleangiektasien	3/103
Virusbedingte Hauterkrankungen	3/103 — 3/108
Seborrhoische Alterswarze	3/109
Geschwulstbildung der Haut	3/109 — 3/120
Keloid	3/120 — 3/121
Xanthelasma	3/121 — 3/122
Bösartige Geschwulstbildungen	3/122 — 3/123
Pigmentanomalien der Haut	3/124 — 3/130
Hyperkeratosen	3/130 — 3/132
Narbenbildungen	3/133 — 3/135
Hyperhidrosis	3/135 — 3/136
Pilzerkrankungen	3/136 — 3/142
Hauttuberkulosen	3/142 — 3/145
Störungen der Behaarung	3/145 — 3/148
Haarausfall	3/148 — 3/150
Nagelerkrankungen	3/150 — 3/155

Zelle — Gewebe — Organ — Organismus

(Gewebelehre = Histologie)

Die Zelle ist als kleinste Lebenseinheit sozusagen der Baustein des menschlichen Körpers. Sie hat die Fähigkeit Nähr- und Atmungsstoffe von außen aufzunehmen, sie in Energie umzuwandeln und die dabei anfallenden Stoffwechselendprodukte wieder abzugeben. Des weiteren vermag sich die Mehrzahl der Zellen zu teilen, d. h. zu vermehren. Eine weitere Lebensäußerung der Zelle ist die Reizempfindung und entsprechende Reaktion. Diese Fähigkeiten sind die elementaren Voraussetzungen für das Leben.

Bereits im 17. Jahrhundert von dem Engländer *Hooke* und dem Italiener *Malpighi* an Korkstücken beobachtet, wurde die ganze Bedeutung der Zelle doch erst 200 Jahre später von den beiden Deutschen *Schleiden* (Botaniker) und *Schwann* (Anatom) erkannt. Die Formen der Zellen sind vielfältig, ihre anatomisch-physiologische Organisation hingegen einheitlich.

Jede Zelle baut sich aus Zyto(=Proto-)plasma und Kern auf.

Das *Zytoplasma* besteht zu $3/4$ aus Wasser, zu $1/4$ aus Eiweißen, Lipiden (Fette und fettartige Stoffe), Kohlenhydraten und Salzen. In dem Zytoplasma lassen sich mit dem Elektronenmikroskop hochspezialisierte Strukturen, die *Zellorganellen,* erkennen. Solche sind:

1. Das endoplasmatische Retikulum

2. Der Golgi-Apparat

3. Das Zentralkörperchen

4. Die Mitochondrien

5. Die Lysosomen

Das *Endoplasmatische Retikulum* ist ein Labyrinth von zahlreichen Gängen, auf denen kleine Körnchen (Ribosomen) sitzen. In den Spalten werden die gelösten Stoffe transportiert, auf den Körnchen findet die Eiweißsynthese statt.

Der *Golgi-Apparat* dient der Ausscheidung von Stoffen aus der Zelle (Sekretproduktion).

Das *Zentralkörperchen* spielt bei der Zellteilung sowie bei Bewegungsvorgängen im Zytoplasma eine Rolle.

Mitochondrien sind die Kraftwerke der Zelle. In ihnen wird die Energie bereitgestellt, die die Zelle für ihre Stoffwechselvorgänge benötigt.

In den *Lysosomen* sind Enzyme für den Abbau größerer Molküle gespeichert.

Die Zellmembran besteht aus zwei äußeren Eiweißschichten und einer dazwischen liegenden Lipoidschicht. Sie regelt den Austausch von Stoffen zwischen Zelle und ihrer Umgebung.

Der *Zellkern* wird von einer Kernmembran umgeben, in der die sogenannten *Kernporen* die Verbindung zum endoplasmatischen Retikulum herstellen. Im Ruhe- oder Arbeitszustand der Zelle ist eine netzartige Struktur des Kerns (Chromatingerüst) und ein Kernkörperchen (Nukleolus) sichtbar.

Mit Beginn der Zellteilung (indirekte = Mitose) „klumpt" sich das Netzwerk zu 46 Kernschleifen zusammen. 44 davon sind die sogenannten „Autosomen", 2 die sogenannten „Hetero- oder Geschlechtschromosomen". (Bei der Frau xx, beim Mann xy.)

Auf den Chromosomen lassen sich stark färbbare Abschnitte nachweisen (Chromomeren), die als Träger der Erbanlagen (Gene) aufgefaßt werden. DIese stark färbbare Substanz auf den Chromosomen ist die sogenannte „Desoxyribonukleinsäure" (DNS), welche die Form einer Strickleiter hat. Bei der Zellteilung wird die Strickleiter in ihrer Hälfte gespalten. Für jede Hälfte ist die Ergänzung der Sprossen — identisch mit der anderen Hälfte — bereits vorbestimmt. So ist gesichert, daß jede Tochterzelle dieselbe genetische Information wie die Mutterzelle trägt. Abweichend von diesem Schema wird nur jeweils die Hälfte der „Leiter" an die Tochterzellen bei der sogenannten „Reduktionsteilung" (Meiose) weitergegeben. Diese Art der Teilung findet bei der Bereitstellung von Ei- bzw. Samenzellen statt, da bei Vereinigung dieser beiden Zellen der entstehende Keimling wieder einen vollen Chromosomensatz (23 + 23 = 46) tragen soll.

Die Entscheidung darüber, welches Geschlecht der Keimling bekommt, ist durch den halben Chromosomensatz des Vaters festgelegt, da er von seinen Geschlechtschromosomen entweder ein x oder ein y, die Mutter dagegen nur x weitervererben kann.

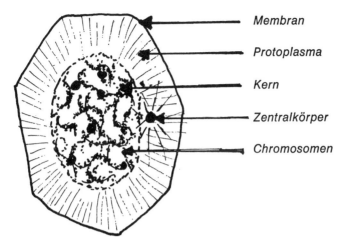

Membran
Protoplasma
Kern
Zentralkörper
Chromosomen

Die Zellteilung

Der Zentralkörper beginnt zu strahlen. Die Plasmakörner ordnen sich konzentrisch um ihn. Die Zellkernumrisse werden unscharf, der Zentralkörper teilt sich in zwei, diese wandern zu den Polen und strahlen von dort. Der Zellkern löst sich auf, das Chromatin ordnet sich zu einem Band, dieses krümmt sich zu einer Spirale, und stellt sich in das Zentrum der Zelle. Jeder Zentralkörper hat die Hälfte der Plasmakörner mit sich zum Pol genommen. Das Chromatinband zerfällt in eine bestimmte Anzahl von Schleifen — die Chromosomen. Diese spalten sich während der Zellteilung der Länge nach und verdoppeln so ihre Anzahl. Die eine Hälfte wandert zu dem einen, die andere zum zweiten Zentralkörper. Die Zelle schnürt sich zwischen den auseinanderrückenden Chromosomen ein. Die an den Polen angekommenen Kernschleifen zerfallen in Körner und bilden so wieder eine Kernmasse. Danach teilt sich die eingeschnürte Zelle endgültig in zwei neue Zellen.

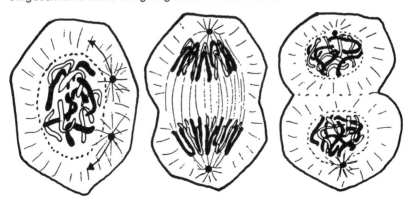

Im Körper findet eine ständige Erneuerung der Zellen statt mit Ausnahme der Nervenzellen. Eine rote Blutzelle hat z. B. eine Lebensdauer von 120 Tagen. An der Hautoberfläche und den Schleimhäuten findet eine dauernde Abstoßung von Zellen statt.
Bei der *direkten Zellteilung* (Amitose) schnürt sich der Zelleib von außen her zusammen und trennt dabei auch den Zellkern in zwei Hälften. Diese Art der Zellteilung erfolgt nur bei niederen Lebewesen (z. B. Algen).
Durch die *Zellvermehrung* entsteht ein Verband von vielen Zellen mit gleicher Funktion, den man als *Gewebe* bezeichnet. Da die Zellen und damit selbstverständlich auch die Gewebe unterschiedliche Funktionen erfüllen, sind sie in folgenden Arten eingeteilt: Epithelgewebe, Stützgewebe, Muskelgewebe, Nervengewebe, Blutgewebe.

Gewebearten
1. *Epithelgewebe,* das Wort findet seine Erklärung in den griechischen Worten „epi" = darüber und „thele" = Brustwarze. Somit heißt es Gewebe über der Brustwarze – dort wurde es vermutlich erstmalig beobachtet. – Für die Kosmetik hat das Epithelgewebe, das ein ausgesprochenes Deckgewebe ist, ganz besondere Bedeutung. Als Hautgewebe umhüllt es den ganzen Körper und kleidet alle Körperhöhlen sowie innere Organe aus. Man unterscheidet vier Arten von Epithelgewebe:

EPITHELGEWEBE

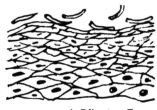

a) *Pflaster-Ep.*

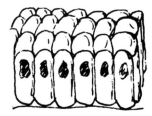

b) *Schleimhaut-Ep.*

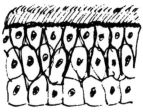

c) *Flimmer-Ep.*

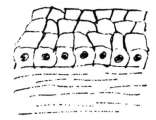

d) *Drüsen-Ep.*

a) Das *Pflaster-Epithel.* Dieses besteht aus mehreren übereinanderliegenden Zellschichten die nach außen hin abflachen – oder wie es bei der Hornschicht ist – sich zu einer dichten Keratin- oder Hornschicht umwandeln.

b) Das *Schleimhaut-Epithel*. Seine Epithelzellen haben die Fähigkeit, eine schleimige Flüssigkeit abzusondern, wodurch die von ihm überzogenen Organe feucht gehalten werden. (Atmungs-, Verdauungs-, Geschlechtsorgane etc.).

c) Das *Flimmer-Epithel* ist histologisch ein Schleimhaut-Epithel, dessen Zellen haarfeine Protoplasmaausläufer haben, die an dessen oberster Schicht einen dichten „samtartigen Flimmerhaarbesatz" bilden. Seine Aufgabe ist es, anfallende Fremdkörper durch nach außen gerichtete Eigenbewegung des Flimmerbesatzes abzutransportieren (beispielsweise in den Atmungswegen den Staub oder das Ei im Eileiter zur Gebärmutter).

d) Das *Drüsen-Epithel*. Dieses Gewebe hat die Fähigkeit, bestimmte Sekrete zu erzeugen und sie abzugeben. Beispiele: Talg- und Schweißdrüsen der Haut, Schleim- und Speicheldrüsen des Mundes, Drüsen des inkretorischen Drüsenapparates – die sogenannten Hormondrüsen. Man unterscheidet erstens exkretorisches = außensekretorisches Drüsenepithel. Das von ihm erzeugte Sekret gelangt durch einen Ausführungsgang direkt nach außen. Z. B. bei der Leber oder den Talg- und Schweißdrüsen. – Zweitens inkretorisches = in die Blutbahn, (also nach innen) abgebendes Drüsenepithel. Sein Inkret (oder Hormon) gelangt über die Blutbahn an seinen Bestimmungsort.

Die charakteristische Funktion des Epithel-Gewebes läßt erkennen, daß es vorwiegend Schutzaufgaben erfüllt.

2. *Stützgewebe*. Der Name besagt schon, daß diese Gewebeart den Körper stützt und ihm seine Stabilität und Form gibt. Seine ebenfalls vier unterschiedlichen Arten sind differenzierter als die des Epithelgewebes.

STÜTZGEWEBE

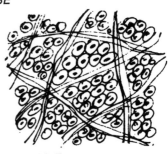

a) *Bindegew.*　　　　　　b) *Fettgew.*

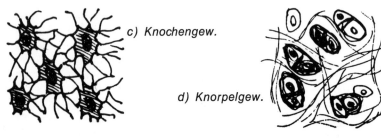

c) *Knochengew.*

d) *Knorpelgew.*

a) *Bindegewebe.* Ein Umhüllungs- und Stabilisationsgewebe mit ausgesprochen mechanischen Funktionsaufgaben. Durch seine unterschiedliche Organisation bedingt unterscheidet man lockeres, faseriges, unelastisches oder straffes und elastisches Gewebe. Aus ihm bestehen z. B. Gelenkkapseln, Sehnen und Bänder, Schlauchgebilde, wie Adern, Speiseröhre, Magen, Darm etc. vor allem aber die zweite Hautschicht, die Lederhaut und das Stützgerüst der Unterhaut.

b) *Fettgewebe* ist histologisch gesehen ein Bindegewebe, dessen Zellen Siegelringform angenommen haben, da das Fett in der Zelle den Zellkern an die Wand drückt.

c) *Knochengewebe* ist das festeste Stützgewebe unseres Körpers. (Abgesehen vom Horn und der Zahnsubstanz, die aber nicht zum Stützgewebe zählen!). Seine Interzellularsubstanz erhält ihre Härte durch die Einlagerung von Kalk. — Man unterscheidet kompaktes, d. h. dichtes und schwammiges, d. h. lockeres Knochengewebe. Die lateinischen Bezeichnungen dafür sind „Kompakta" und „Spongiosa". (Siehe „Knochensystem").

d) *Knorpelgewebe* zeichnet sich durch seine Widerstandsfähigkeit gegen Abscherung aus. Unter einer Abscherung versteht man die Einwirkung zweier Gewalten, die in paralleler Richtung, aber entgegengesetzt verlaufen. Dabei können am Knochen sogenannte *Abscherfrakturen* z. B. am unteren Teil des Schienbeins, am Fersenbein und mittleren Teil des Schenkelhalses eintreten.

Die Knorpelzellen sind rundlich und liegen in Zweier- oder Dreiergruppen in den Hohlräumen der Knorpelgrundsubstanz. Die Grundsubstanz enthält Polysaccharide (= Mehrfachzucker). Die darin befindlichen Bindegewebsfasern sind unsichtbar.

Knorpelarten:

Hyaliner Knorpel ist durchscheinend. Er überzieht alle Gelenkflächen, bildet die Rippenknorpel, einen Teil der Nasenscheidewand, den Großteil der Kehlkopfknorpel und die Knorpelringe der Luftröhre.

Elastischer Knorpel enthält in seiner Grundsubstanz elastische Netze. Elastische Knorpel sind z. B. der Kehlkopfdeckel und der Ohrknorpel.

Faserknorpel enthält viel Fasergewebe. Er ist nur stellenweise von Knorpelgrundsubstanz durchdrungen. Die Zwischenwirbelscheiben und die Menisken (Einzahl: Meniskus) des Kniegelenks bestehen aus Faserknorpel.

3. *Muskelgewebe* besitzt der Mensch in großen Mengen, etwa 45 % seiner Gesamtmasse. Aus ihm bestehen Skelett-, mimische, Haut- und Eingeweidemuskulatur. Man unterscheidet nur zwei Arten dieses Gewebes, willkürliche oder quergestreifte und unwillkürliche oder glatte Muskulatur. Seine langgezogenen Zellen nennt man Muskelfasern.

MUSKELGEWEBE

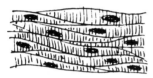   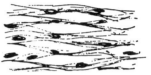

quergestreifte   *glatte*

a) *Quergestreiftes Muskelgewebe* bildet alle Skelett- und Hautmuskeln, sowie die mimische Muskulatur. Diese Muskeln sind unserem Willen unterworfen (willkürliche Muskulatur).
b) Das *glatte Muskelgewebe* bildet die Eingeweide-, d. h. Darm- und Magenmuskulatur, den Haaraufrichte-, den Pupillenmuskel und alle anderen unserem Willen *nicht* unterworfenen Muskeln.
c) Zwischen beiden steht in ihrer Struktur die Herzmuskulatur, die zwar eine Querstreifung besitzt, sonst aber viele Eigentümlichkeiten der glatten Muskulatur aufweist.

Beide Muskelzellen (Muskelfasern) haben die Fähigkeit sich zusammenzuziehen und entspannen zu können = Kontraktilität. Diese Fähigkeit ermöglicht es dem Muskelgewebe im Körper fast alle mechanischen Aufgaben zu erfüllen.

4. *Nervengewebe* ist das höchstentwickelte aller Gewebearten. Seine Zellen (auch Ganglien genannt) haben eine komplizierte, sternenartige Form, die neben dem Zellkörper mit großem Kern noch mehrere faserartige Auswüchse besitzen. Diese als Neuriten und Dendriten bezeichneten Nervenfasern sind ein wesentlicher Be-

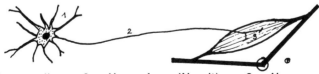

1 = *Nervenzelle*   2 = *Nervenfaser (Neurit)*   3 = *Nervenendplatte*

standteil des Nervengewebes. Aus Nervenzellen und Nervenfasern besteht die Substanz des Gehirns, des Rückenmarks sowie alle anderen Bestandteile des zentralen, peripheren und autonomen Nervensystems, wie Grenzstränge, Nervengeflechte und Nervenbahnen aller Art.

5. *Blutgewebe* besteht aus mehreren Blutzellarten und dem Blutplasma. (Nähere Beschreibung des Blutes im Kapitel Blutkreislaufsystem.)

BLUTGEWEBE

 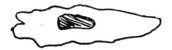

rote Blutzellen　　　weiße Blutzellen　　　Blutplättchen

ORGANE

Organe bestehen grundsätzlich aus mehreren Geweben, deren sinnvolles Zusammenwirken erst die Organfunktion als solche ermöglicht. Als Beispiele für Organe mögen die Haut, der Magen, das Herz usw. dienen.

ORGANSYSTEM

Mehrere Organe, die zu einer bestimmten Funktion des Körpers zusammen eine Tätigkeit ausüben, bilden ein Organsystem. Z. B. bilden die Nase, Luftröhre, und Lunge zusammen das Atmungssystem.

ORGANISMUS

Unter Organismus versteht man das Zusammenspiel sämtlicher Organsysteme. Er ist das lebendige Ganze des menschlichen Körpers, die Einheit dessen, was wir als „Leben" bezeichnen. Um dieses Leben und seine Vorgänge zu verstehen, ist es notwendig, einen Einblick in die Organisation (Anatomie) und Funktion (Physiologie) des Körpers zu nehmen. Nur wer den menschlichen Körper und seine Lebensvorgänge kennt, wird in der Lage sein, an ihm zu arbeiten.

Die Kosmetikerin muß sich immer darüber klar sein, daß ihr Hauptarbeitsfeld eines der wichtigsten Organe des menschlichen Körpers ist — nämlich die Haut.

Die Haut (Derma)

Die menschliche Haut ist die äußere Umhüllung des Körpers. Sie ist dadurch wichtigster Vorposten in der Berührung und Auseinandersetzung des Körpers mit der Umwelt. Sie ist ein echtes Organ, denn in ihr sind fast alle Gewebe mit unterschiedlicher Funktion vereint, die es im menschlichen Organismus gibt. Dadurch ist sie auch befähigt sehr unterschiedliche Funktionen bzw. Aufgaben zu erfüllen. Dieses wichtige Organ ist für die Kosmetikerin gleichsam das „Arbeitsfeld". — Welche ausschlaggebende Rolle die Haut in der Funktion des menschlichen Organismus spielt, beweist, daß der Verlust eines Drittels ihrer Gesamtoberfläche bereits zum Tode führen kann. Das Gesamtvolumen der Haut eines durchschnittlich proportionierten Menschen beträgt etwa den

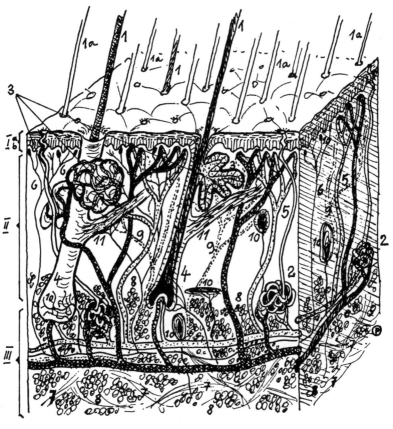

I	= Oberhaut	1	= Haar	7	= Bindegewebe
Ia	= Hornschicht	1a	= Flaumhaar	8	= Fettgewebe
Ib	= Keimschicht	2	= Schweißdrüse	9	= Lymphgefäße
II	= Lederhaut	3	= Talgdrüse	10	= Nervenendapparate
III	= Unterhaut	4	= Haarzwiebel		
		5	= Blutgefäße	11	= Haaraufrichtemuskel
		6	= Nerven		

sechsten Teil seines Körpergewichtes, ihre Oberfläche ca. 1,6 Quadratmeter. Ihr Aussehen ist als ein Spiegelbild der Gesundheit des Menschen zu werten. Nur die weitgehende Kenntnis der Anatomie und Physiologie der Haut befähigt die Kosmetikerin zur verantwortungsbewußten Ausübung ihres Berufes.

Die Haut besteht aus drei Schichten, die unterteilt sind:

Die *Oberhaut* (I) oder Epidermis, die sich grob in *Keimschicht* (Ib) und *Hornschicht* (Ia) unterteilt. Diese Schichten teilen sich wieder in:

1. stratum basale	= Basalzellenschicht	} Keimschicht
2. stratum spinosum	= Stachelzellenschicht	
3. stratum granulosum	= Körnerschicht	
4. stratum lucidum	= Glanzschicht oder lichtbrechende Schicht	} Hornschicht
5. stratum corneum	= Hornschicht	

Die in der *Keimschicht* (stratum basale) sich ständig neu bildenden saftreichen Pflasterepithelzellen werden von unten nach oben weitergeschoben. Auf diesem Wege trocknen sie fast vollkommen aus. Dabei verändern sie ihre Beschaffenheit so, daß sie ihre unterschiedlichen Aufgaben innerhalb der einzelnen „straten" erfüllen können. Das Endstadium der Epithelzelle der Oberhaut ist das Horn oder Keratin. — Ernährt wird die Zelle — sobald sie sich von der Mutter- oder Basalzelle getrennt hat, nur noch in der zweiten Schicht (stratum spinosum) durch Lymphe. Ab da „stirbt" sie. Ist sie an der Hautoberfläche völlig verhornt und ausgetrocknet angelangt, löst sie sich als abgängiges Epithel in Form von Hautschüppchen ab. Die Dicke der Haut ist je nach Hautregion und Beanspruchung unterschiedlich. (Beispielsweise sehr sicht- und spürbar in der Handinnenfläche und den Innenseiten der Finger!)

Im einschichtigen *stratum basale* ist das Hautpigment (Melanin) kappenförmig dem eiförmigen Zellkern aufgelagert. Es ist der Farbstoff, der das Eindringen schädlicher Lichtwellen (UV) bis zu einem gewissen Grade verhindert und dadurch die lebenden Zellen vor Lichtschäden schützt. Dieser Lichtschutzschirm bildet sich normalerweise unterschiedlich je nach Jahreszeit und Sonneneinwirkung.

Das *stratum spinosum* ist mehrschichtig (vier bis acht Lagen). Seine Zellen bilden Protoplasmaausläufer, die stachelförmig sind. Dadurch werden kaum erkennbare Zwischenräume (Interzellularräume) gebildet, in denen sich Flüssigkeit ansammeln kann, die Interzellularlymphe.

Das *stratum granulosum* hat nur wenige Zellagen und leitet den Verhornungsprozeß ein. Dies geschieht durch im Zellprotoplasma sich befindende Körnchen.

Das *stratum corneum* bildet die oberste Schicht der Epidermis. Hier ist der Verhornungsprozeß abgeschlossen und die kernlosen, ausgetrockneten, abgeflachten Hornzellen liegen — als abgängiges Epithel durch eine Kittsubstanz verbunden — ziegelartig auf.

Die unterste Lage des stratum corneum ist das *stratum lucidum,* das mikroskopisch nicht feststellbar, aber wissenschaftlich bewiesen ist. Es hat lichtbrechende Eigenschaft.

Die *Lederhaut* (II) oder Cutis. In dieser derben, primär aus elastischem und unelastischem kollagenem Bindegewebe und glatten Muskelfasern bestehenden Hautschicht befinden sich alle Hautaggregate wie Blutgefäße, Lymphgefäße und Nervenbahnen, die Sinnesorgane d. h. die Vater Pacini'schen- (Druck-), die Krause'schen- (Kälte-,) die Ruffini'schen- (Wärme-) Endkörperchen, die Meissner'schen Tastkörperchen und die frei endenden Schmerzpunkte, des weiteren die Schweiß- und Talgdrüsen, sowie die Haare mit Haaraufrichtemuskel.

Die unterste Schicht der Cutis ist das *stratum reticulare* (Netzschicht), mit netzartig angeordneten Bindegewebsbalken. Die darüberliegende Schicht, das *stratum papillare* (Papillenschicht), mit fast senkrecht verlaufenden Bindegewebsfasern, ragt zapfenförmig in die unterste Schicht der Epidermis — die Keimschicht — hinein. In diesen Zapfen oder Papillen liegen auch die äußersten Blutgefäße (Kapillaren) der Haut mit den sie begleitenden Lymphgefäßen. Die Lederhaut ist physiologisch gesehen die wichtigste Schicht der Haut.

Die *Druckpunkte* liegen im stratum reticulare nahe an der Subcutis.

Die *Kälte-* und *Wärmepunkte* liegen in der Mitte der Cutis.

Die *Tastkörperchen* liegen in der Papillenschicht.

Die Schmerzpunkte liegen ganz oben in der Papillenschicht.

Unterhautfettgewebe (III) oder Subcutis. Eine weitmaschige, sehr verschiebbare Bindegewebsstruktur, in deren großen Zellkörpern reichlich Depotfett eingelagert ist. Blut- und Lymphgefäße versorgen diese von einigen Millimetern bis zu mehreren Zentimetern dicke unterste **Gewebeschicht der Haut**. Sie bilden das weitmaschige Gefäßnetz, um sich nach oben in das engmaschige Gefäßnetz bis zu den Kapillaren in der Cutis zu verzweigen. Haarpapillen und Schweißdrüsenkörper ragen teilweise bis in die obersten Zellschichten der Subcutis hinein, außerdem Nervenbahnen die zur Cutis verlaufen.

Physiologische Aufgaben erfüllt die Haut als:

1. Schutzorgan — gegen mechanische, chemische, physikalische, thermische und bakterielle Einflüsse.
2. Speicherorgan — für Fett, Wasser, Salze, etc.
3. Wärmeregler — durch Abgabe von Wärme und Flüssigkeit.
4. Absonderungs- und Ausscheidungsorgan — durch Abgabe von Talg und Schweiß.
5. Aufnahmeorgan — durch Aufnahme von Fett, Wasser und Wirkstoffen.
6. Sinnesorgan — durch Wahrnahme von Umweltreizen.
7. Stoffwechselorgan — durch Nährstoffwechsel z. B. Kohlehydrate etc.

Schutzfunktion erfüllt die Haut gegen:

Mechanische Einflüsse = Druck, Stoß, Reibung durch a) die **Hornschicht** der Epidermis, b) durch die Elastizität des Bindegewebes in der **Cutis** und c) das Unterhaut-Fettgewebe der Subcutis.

Chemische Einflüsse = Waschmittel und andere Chemikalien, bis zu einem gewissen Grade durch die Hornschicht und den Säuremantel.

Physikalische Einflüsse = Licht und andere Strahlen, a) durch das stratum lucidum, b) das Hautpigment (Melanin) sowie c) durch die besondere Dichte des Gefäßnetzes der Cutis.

Thermische Einflüsse = Wärme und Kälte, a) durch ausdehnen und zusammenziehen der Oberfläche, b) der Tätigkeit der Talg- und **Schweiß**drüsen und c) der Blut- und Lymphgefäße.

Einflüsse von Mikroben = Viren, Bakterien, Pilze durch den Hydrolipidmantel (pH-Wert unter 7) und Gehalt an antimykotischen freien Fettsäuren.

Als *Speicherorgan* deponiert die Haut im Unterhautfettgewebe oft erhebliche Mengen Vorratsfett. Desweiteren speichert sie Wasser und mineralische Stoffe (z. B. Salze). Diese gespeicherten Stoffe gibt die Haut immer dann ab, wenn der Körper ihrer bedarf. (z. B. bei Hungerkuren Abbau von Depotfett; bei trockener, heißer Außenluft Wasser in Form von Schweiß u. a. m.)

Als *Wärmeregler* hält sie die durch „Verbrennung" im Körper erzeugte Körperwärme auf ca. 36 Grad, indem sie die auftreffende Umwelttemperatur der Körperwärme angleicht oder zuviel innere Wärme nach außen abgibt. Dies geschieht wie folgt: Ist die Außentemperatur niedriger als 36 Grad, dann gibt die Haut Körperwärme ab und schafft dadurch einen „Übergang". Die dafür notwendige, oft erhebliche Wärmemenge wird durch Blut- und Lymphzirkulation an die Hautoberfläche herangeführt. — Ist die Außentemperatur aber höher als 36 Grad, dann erzeugt die Haut durch vermehrte Schweißabsonderung die durch Wasserverdunstung entstehende „Verdunstungskälte". Reicht dieser „Kältemantel" nicht aus, dann wird die zu hohe Außenwärme bis zu einem gewissen Grade durch die Blut- und Lymphzirkulation der Haut in das Körperinnere verlagert. Eine temperaturregelnde Isolationsschicht besitzt die Haut noch zusätzlich im Unterhautfettgewebe und im Kopfhaar.
Als *Absonderungs- und Ausscheidungsorgan* entzieht die Haut dem Organismus Giftstoffe, Salze und Säuren, die sie über die Hautdrüsen ausscheidet. Bei Disfunktion des Verdauungsapparates bespielsweise, bewirkt die von der Haut übernommene Ausscheidungskompensation oft die sog. „Hautunreinheiten". Nach der Aufnahme hoher Dosen von Medikamenten, z. B. bei schweren Organerkrankungen, werden diese Medikamente ebenfalls teilweise durch die Haut ausgeschieden.

Zum *Aufnahmeorgan* wird die Haut dadurch, daß sie auch Sauerstoff und CO_2 in geringen Mengen aufnimmt (ca. ein Prozent des Gesamtbedarfs). CO_2 kann allerdings auch durch die Haut ausgeschieden werden. Trotzdem sollte man vermeiden, von „Hautatmung" zu sprechen.

Als *Sinnesorgan* funktioniert die Haut mit ihren Druck-, Tast-, Wärme-, Kälte- und Schmerzpunkten. Diese dienen als Warn- und Orientierungsanlage. Durch sie wird die Haut auch zum „Ersatzorgan" für evtl. nicht einsatzfähige Augen oder Ohren. (Blinde „lesen", Taubstumme „sprechen" mit dem Tastsinn).

Als *Stoffwechselorgan* vollbringt die Haut stoffliche Veränderungen beispielsweise an Nährstoffen, die denen anderer Stoffwechselorgane — etwa der Leber — ähnlich sind.

Als Hautanhangsgebilde bezeichnet man:
1. Die Talgdrüsen
2. Die Schweißdrüsen
3. Die Nägel
4. Die Haare
5. Die Zähne
6. Die Brustmilchdrüsen

Die Talg-, Schweiß- und Milchdrüsen bestehen aus Epithelgewebe. Sie haben unterschiedliche Formen und Funktion.

Die *Talgdrüsen* befinden sich am Haarfollikel. Ihr abgesonderter Talg besteht aus degeneriertem Drüsenepithel, d. h. ihre eigenen Zellen werden ständig in Talg umgewandelt und ausgeschieden. Ihr Ausführungsgang mündet in den Haarfollikel. Durch das Aufrichten des Haarmuskels wird das Sekret der Talgdrüsen in den Haarfollikel befördert und gelangt von dort an die Hautoberfläche. Man unterscheidet große, kleine und freie (ektopische) Talgdrüsen. Große Talgdrüsen befinden sich im Gesicht, vor allem an der Stirn, Nase, am Kinn, an Brust und Rücken, kleine Talgdrüsen überall am Körper mit Ausnahme der Handinnenflächen und der Fußsohlen. Die ektopischen Talgdrüsen befinden sich an der Lippenschleimhaut und in der Genitalgegend.

Die *Schweißdrüsen* liegen garnknäuelförmig in der Subcutis. Ihr spiralförmiger Ausführungsgang mündet als „Pore" an der Hautoberfläche. Wir unterscheiden große und kleine Schweißdrüsen. Die großen Schweißdrüsen befinden sich in den Achselhöhlen und in der Genital-Analzone, ihr Sekret ist mehr alkalisch, es sind die natürlichen Lücken im Säuremantel. Die kleinen Schweißdrüsen findet man am ganzen Körper, besonders dicht in den Handinnenflächen und an den Fußsohlen. Ihr Sekret ist sauer. Im Sekret der großen Schweißdrüsen oder Duftdrüsen (apokrine Drüsen) befinden sich eigene Zellbestandteile. Sie münden nicht frei, sondern ausschließlich in den Haarfollikel. Die kleinen Schweißdrüsen nennt man ekkrine Drüsen.

Die Talg- und Schweißdrüsen zählen zu den sekretorischen Drüsen.

Die *Finger-* und *Zehennägel* (Onyx) verstärken die Endglieder der Finger und Zehen. Sie entstehen in der Nagelwurzel (Keimschicht) und schieben sich über das Nagelbett nach vorn. Auf diesem Wege vollzieht sich wie bei den Zellen der Oberhaut, der Verhornungsprozeß. Dieser ist mit dem Nagelmond abgeschlossen, – danach bilden sie eine feste durchscheinende Platte. Das Längenwachstum des Nagels beträgt täglich 0,1 Millimeter. Ein Nagel braucht bis zum Sichtbarwerden etwa fünf Wochen und von da bis zum freien Rande sechs Monate.

Daten des Nagels sind:

1. Nagelwurzel
2. Nagelmond
3. Nagelplatte
4. Nagelbett
5. Nagelhäutchen
6. Nagelwall
7. Nagelfalz

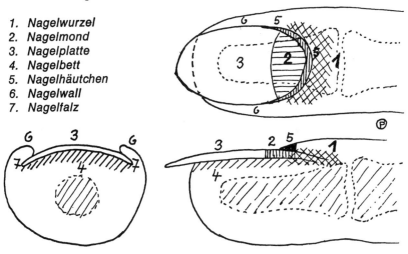

Das *Haar* (trichos) entsteht als weiches Zellgebilde in einer Keim- oder Wachstumsregion, der Haarpapille. Von hier aus formieren sich die saftreichen Zellen zur Haarzwiebel und Haarwurzel. Die Haarzwiebel ist kappenartig über die Haarpapille gestülpt, unter der Haarwurzel versteht man den Teil des Haares, der sich im Haarfollikel befindet. Der Verhornungsprozeß ist jedoch bereits in der unteren Hälfte des Haarfollikels abgeschlossen. Der durch die Funktion des Haaraufrichtemuskels in den Follikel gepreßte Talg gewährleistet ein reibungsloses Vorschieben der Haarwurzel im Follikel. Der an die Oberfläche gelangte Talg hält den Haarschaft geschmeidig. Als Haarschaft wird der Teil des Haares bezeichnet, der über das Hautniveau hinausragt. Man unterscheidet:

a) *Lange Haare:* Kopf-, Achsel-, Genital- und Barthaare. Ihre Lebensdauer beträgt drei bis vier Jahre, ihr Wachstum beträgt täglich einen Millimeter. Der Ausfall bis zu 30 Haaren täglich ist normal.

b) *Borstenhaare:* Augenbrauen und Wimpern, die Haare im Gehörgang und in der Nase. Die Lebensdauer beträgt ca. 150 Tage.

DAS HAAR

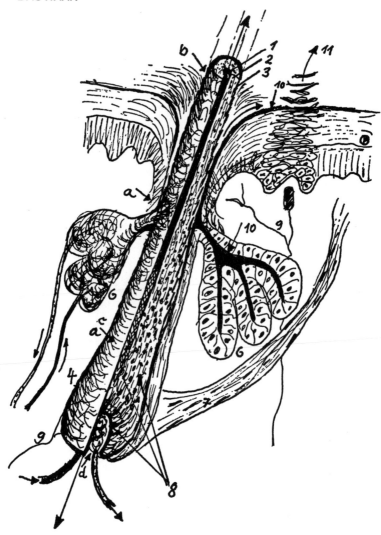

Daten des Haares sind:

1. Haarmark
2. Haarrinde
   mit Pigment
3. Haarhäutchen
4. Haarzwiebel
5. Blutgefäß
6. Talgdrüse
7. Haaraufrichtemuskel
8. Haarpigment
9. Nerven
10. Talg
11. Hautschuppen

Desweiteren unterscheidet man

a) *Haarwurzel = alle Bestandteile, welche unter der Haut-Oberfläche liegen einschließlich Haarzwiebel*

b) *Haarschaft = der Teil der über dem Hautniveau sichtbar ist*

c) *Haarfollikel = die Hauteinstülpung in welche das Haar eingelassen ist mit Talgdrüse und Haaraufrichtemuskel*

d) *Haarpapille = Blutgefäß*

c) *Lanugohaare* oder Flaumhaare: Am ganzen Körper mit Ausnahme der Handinnenflächen und der Fußsohlen. Ihre Lebensdauer ist ca. 30 Tage.

d) Die *Milchdrüse* der weiblichen Brust liegt unterhalb der Cutis und ist kegelförmig dem Brustfettkörper aufgelagert. Ihre Ausführungsgänge (Milchgänge) münden in die Brustwarze. Auch sie ist eine außensekretorische Drüse.

e) Die *Zähne*, mit ihren Wurzeln im Kieferknochen eingelassen bestehen aus harter Kalk-Zement-Substanz, die in Zahnbein-, Zement- und Schmelzschicht eingeteilt wird. Da sie einen wichtigen Schönheitsfaktor des Gesichts darstellen, interessiert den Kosmetiker vorwiegend ihr äußeres Erscheinungsbild.

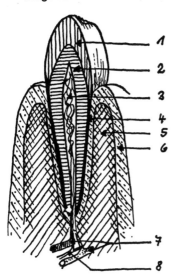

DER ZAHN

1 = Zahnschmelz
2 = Zahnbein = Dentin
3 = Zahnmark = Pulpa
4 = Zementschicht
5 = Kieferknochen
6 = Zahnfleisch
7 = Blutgefäße
8 = Nerven

Von oben nach unten gliedert sich der Zahn in: Zahnkrone, Zahnhals und Zahnwurzel. Um die Zahnwurzel liegt die nervenreiche Wurzelhaut. Das Milchgebiß des Kindes weist 20 Zähne auf. Zwischen dem 6. und 16. Lebensjahr wächst das 2. Gebiß. Der Erwachsene hat 32 Zähne: 8 Schneidezähne, 4 Eckzähne, 12 Backenzähne, 8 Mahlzähne.

Für ihre *funktionellen Aufgaben* stehen der Haut auf einem Quadratzentimeter Oberfläche folgende Aggregate zur Verfügung:

- ca. 6 000 000 Zellen
- ca. 5 Haare
- ca. 15 Talgdrüsen (an einem Haarbalg befinden sich meist mehrere Talgdrüsen)
- ca. 100 Schweißdrüsen
- ca. 1 m Blutadern
- ca. 4 m Nervenfaser
- ca. 5 000 Sinnesorgane, etwa in folgender Zusammenstellung: 2 Wärme-, 12 Kälte-, 25 Druck- und 200 Schmerzpunkte. Der Rest sind Nervenendigungen die als Funktionskörper bezeichnet werden und die z. B. das Gefäßspiel, die Drüsentätigkeit usw. steuern.

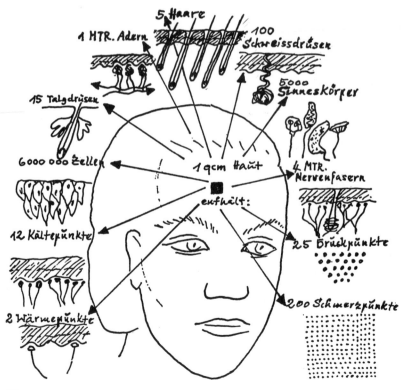

Das Knochensystem

Das Knochensystem oder Skelett ist das Stabilisierungsgerüst des menschlichen Körpers. Seine Knochen – ca. 240 – sind durch Gelenke verbunden. In seiner Gesamtheit besteht das Skelett aus Knochen, Knorpeln und Bändern. Man kann das Skelett auch als „passiven Bewegungsapparat" bezeichnen.
Der Knochen besteht aus Knochenzellen und einem verzweigten Fasernetz, welches die Knochenzellen miteinander verbindet. In diese Knochengrundsubstanz, die aus Eiweiß besteht, sind Kalksalze eingelagert, welche dem Knochengewebe die außerordentliche Härte und Festigkeit geben. Ist die Knochensubstanz lückenlos angeordnet, so sprechen wir von *kompakter* Substanz, bildet sie ein maschenförmiges System aus feinen Knochenverbindungen, so bezeichnen wir diesen Bau als *schwammartig*. (Spongiosa).
Der Knochen besteht außen aus „Kompakta" und innen aus „Spongiosa". Dieser Bau ist bei den Röhrenknochen deutlich sichtbar. Der Knochen ist von der *Knochenhaut* (Periost) umgeben. Diese ist reich an Blutgefäßen und Nerven. Sie dringen durch die Knochenkanäle in das Innere des Knochens ein, und rufen bei Verletzungen des Knochens Blutungen und Schmerzen hervor.
Wir kennen beim Knochen das Längen- und Dickenwachstum. Das Dickenwachstum geht von der Knochenhaut aus. Sie lagert beim Wachstum Knochensubstanz an. Das Längenwachstum geht von den Wachstumslinien (Epiphysenlinien) aus. Diese befinden sich beim Röhrenknochen dort, wo der schlanke Knochenschaft in die dickeren Gelenksenden übergeht. Diese Wachstumslinien verschwinden nach abgeschlossenem Wachstum etwa mit dem 20. Lebensjahr. In den Hohlräumen des Knochens ist das *Knochenmark* enthalten, im Schaft des Röhrenknochens das *gelbe* Knochenmark und in den Hohlräumen der schwammigen Knochensubstanz das *rote* Knochenmark.
Das Skelett wird unterteilt in

    1. Kopf-
    2. Rumpf-   } Skelett
    3. Extremitäten-

1. Das Kopfskelett wird in Gesichts- und Hirnschädel eingeteilt. Die Abgrenzung vom Gehirn- zum Gesichtsschädel nennt man die Schädelbasis. Sie wird in eine vordere, zwei seitliche und eine hintere Schädelgrube eingeteilt. Die Knochen des Schädels werden durch starre Knochenverbindungen – Lambdanähte – verbunden. Der Oberkiefer ist mit dem Unterkiefer durch ein Kugelgelenk verbunden.
2. Das Rumpfskelett besteht aus Wirbelsäule und Brustkorb. Die Wirbelsäule besteht insgesamt aus 32 bis 33 Wirbeln und zwar:

7 Halswirbel   5 Kreuzbeinwirbel, die zum
12 Brustwirbel   Kreuzbein verwachsen sind.
5 Lendenwirbel   3–4 verkümmerte Steißbeinwirbel.

Die Wirbelsäule bildet die bewegliche Achse unseres Körpers. Ihre Doppel-S-Form trägt mit zur Verminderung von Stoßwirkungen bei. Zwischen den einzelnen Wirbeln befinden sich Knorpelscheiben – die sogenannten Bandscheiben. Sie verleihen der Wirbelsäule die Elastizität und sind – zusammen mit den Wirbeln – verantwortlich für die Beweglichkeit der Wirbelsäule.

Der Brustkorb besteht aus:

     1 Brustbein
     12 Rippenpaaren mit den dazugehörigen 12 Brustwirbeln.

Sieben Rippenpaare sind durch Knorpelspangen direkt mit dem Brustbein verbunden. Man nennt sie „wahre" Rippen. Die fünf übrigen Rippenpaare nennt man „falsche" Rippen. Drei von ihnen sind durch ein Verbindungsstück mit der siebten Rippe verbunden. Die beiden letzten Rippenpaare enden frei in der Rumpfmuskulatur.

3. Das Extremitätenskelett besteht aus den Knochen und Gelenken der Arme und Beine.

Der Arm besteht aus einem Oberarmknochen und zwei Unterarmknochen – der Elle und der Speiche.

Die Hand besteht aus acht Handwurzelknochen, fünf Mittelhandknochen, fünf Fingergrundgliedern, vier Fingermittelgliedern – da der Daumen kein Mittelglied besitzt – und fünf Fingerendgliedern.

Der Oberarmknochen ist mit dem Rumpfskelett durch ein Kugelgelenk verbunden, dem sogenannten Schultergelenk. Es wird durch Oberarmkopf und Schulterblatt gebildet. Zwischen dem Oberarmknochen und den beiden Unterarmknochen befindet sich ein kombiniertes Gelenk, das Ellenbogengelenk. Es ist eine Kombination von Scharnier- und Kugelgelenk. Die Verbindung zwischen Elle und Oberarmknochen ist ein Scharniergelenk, zwischen Speiche und Oberarm ein Kugelgelenk, welches die Drehung des Unterarms ermöglicht. Die Fingergelenke sind Scharniergelenke, sie beugen die Finger.

Das Bein besteht aus einem Oberschenkelknochen – dem stärksten und größten Knochen des Skeletts – und zwei Unterschenkelknochen – dem Schienbein und Wadenbein.

Die Verbindung zwischen Oberschenkel und Rumpf ist das Becken. Es besteht seitlich aus Darmbein oder Hüftbein, vorn aus dem Schambein und hinten unten aus dem Sitzbein. Der Beckengürtel bildet einen Knochenring, beim Manne ist er herzförmig, bei der Frau quer-oval. An den Seiten befindet sich eine tiefe Einbuchtung, die sogenannte Gelenkpfanne des Hüftgelenks, in welche der Kopf des Oberschenkelknochens paßt. Das Hüftgelenk ist – wie das

Schultergelenk — ein Kugelgelenk. Zwischen Oberschenkel und Unterschenkel ist das Kniegelenk — ein Scharniergelenk — es wird nach vorn durch die Kniescheibe geschützt. Schienbein und Wadenbein bilden an der Fußwurzel eine Gabel welche das Sprungbein umgreift.
Der Fuß besteht aus sieben Fußwurzelknochen, fünf Mittelfußknochen, fünf Zehengrundglieder, vier Zehenmittelglieder — der Großzeh hat kein Zehenmittelglied — und fünf Zehenendglieder. Die Zehengelenke sind Scharniergelenke. Der Feinbau des Skeletts der Hände und Füße wird durch ihre Aufgabe bestimmt. Beweglichkeit der Hände und Tragfähigkeit der Füße bedingen die leichten Hand- und die schweren Fußknochen.

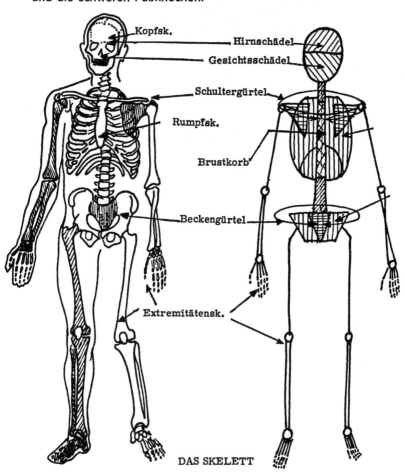

DAS SKELETT

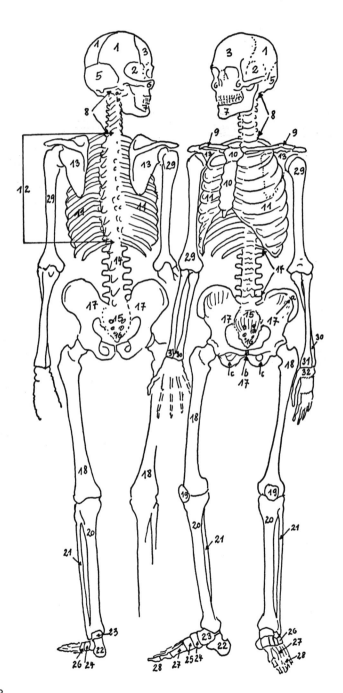

1. Scheitelbein = Os parietale
2. Schläfenb. = Os temporale
3. Stirnb. = Os frontale
4. Nasenb. = Os nasale
5. Hinterhauptb. = Os occipitale
6. Jochb. – Oberkiefer = Os zygomaticum
7. Unterkiefer = Mandibula
8. 7 Halswirbel = Vertebrae cervicales
   a) 1. Halswirbel = Atlas
   b) 2. Halswirbel = Epistropheus
9. Schlüsselbein = Clavicula
10. Brustb. = Sternum
11. Rippen (Brustkorb) = Costae (Thorax)
12. 12 Brustwirbel = Vertebrae thoracicae
13. Schulterblatt = Scapula
14. Lendenwirbel = Vertebrae lumbales
15. Kreuzbein = Os sacrum
16. Steissbein =
17. Beckenknochen =
    a) Darmb. = Os ilium
    b) Schamb. = Os pubis
    c) Sitzb. = Os ischii
18. Oberschenkelknochen = Femur
19. Kniescheibe = Patella
20. Schienb. = Tibia
21. Wadenb. = Fibula
22. Fersenb. = Calcaneus
23. Sprungb. = Talus
24. Kahnb. = Os naviculare
25. 3 Keilbeine = Ossa cuneiformia
26. Würfelb. = Os cuboides
27. Mittelfuß = Metatarsus
28. Zehenglieder = Phalanges
29. Oberarmknochen = Humerus
30. Elle = Ulna
31. Speiche = Radius
32. Handwurzel = Carpus
    I. Kahnb. = Os naviculare
    II. Mondbein = Os lunatum
    III. Großes Vieleckb. = Os multangulum major
    IV. Kleines Vieleckb. = Os multangulum minor
    V. Erbsenbein = Os pisiforme
    VI. Dreiecksb. = Os triquetrum
    VII. Kopfb. = Os capitatum
    VIII. Hakenb. = Os hamatum

Merke die Handwurzelknochen: Ein *Kahn* der fuhr im *Mondenschein* *dreieck*ig um das *Erbsenbein*. *Vieleckig groß, vieleckig klein,* der *Kopf* der muß beim *Haken* sein.

Merke die Fußwurzelknochen: Das *Sprungbein* und das *Fersenbein* die wollten in den *Kahn* hinein, sie kriegten *drei*mal *Keile* fein von dem schönen *Würfelbein*.

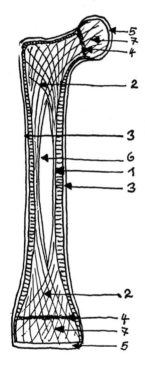

DER KNOCHEN

1 = festes Knochengew. (Kompakta)
2 = schwammiges Knochengew. (Spongiosa)
3 = Knochenhaut
4 = Wachstumslinie
5 = Knorpel
6 = Markhöhle m. Knochenmark
7 = Gelenkanteil

DAS GELENK

1 = Gelenkenden
2 = Gel.-Knorpel
3 = Menisken
4 = Kapsel
5 = Gel.-Innenhaut
6 = Gel.-Bänder
7 = Kreuzbänder
8 = Seitenbänder
9 = Gel.-Schmiere

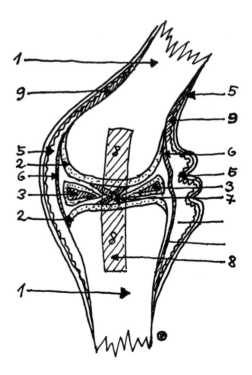

Knochenverbindungen oder Gelenke nennt man die Stellen des Skeletts, an denen zwei Knochen aneinander anschließen. Sie können starr sein (Nähte), halbbeweglich (= Knorpelbrücken) oder vollbeweglich (= Gelenke). Bindegewebe und Knorpel (allein oder zusammen) stellen das Knochenverbindungsmaterial dar. —
Starre Verbindungen sind beispielsweise die *Lambda-Nähte* (oder Zick-Zack-Nähte), welche die Schädelknochen mittels einer dünnen Schicht straffen Bindegewebes vereinen.
Halbbeweglich hingegen sind die Verbindungen der Rippen mit dem Brustbein oder die Knorpelüberbrückung der *Schambeinfuge* (Symphysis ossium pubis).
Das *vollbewegliche* Gelenk besteht aus dem Knorpelüberzug der Knochenenden und der aus straffem Bindegewebe bestehenden *Gelenkkapsel*. Desweiteren gehört zum „echten" Gelenk eine *Gelenkschleimhaut* (Synovia) die die *„Gelenkschmiere"* liefert und die *Gelenkbänder*.
Es gibt zwei- und dreidimensionale Gelenke. Das *Scharniergelenk* kann sich nur nach zwei Seiten bewegen, das *Kugelgelenk* hingegen nach allen drei Seiten. Sattel-, Rad-, Ei- oder Ellipsoidgelenke sind mehr oder weniger nur Abwandlungen der Scharnier- und Kugelgelenke.

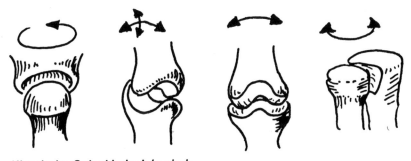

Klassische Gelenkbeispiele sind:

Scharniergelenk = Kniegelenk

Kugelgelenk = Schulter- und Hüftgelenk

Sattelgelenk = Fuß-Unterschenkelgelenk

Radgelenk = Ellenbogen (Speiche bewegt sich um die Elle)

Die Knochen des Kopfes

Obwohl das allgemeine Verständnis für die funktionellen Zusammenhänge im aktiven und passiven Bewegungsapparat des menschlichen Körpers für eine Kosmetikerin ausreichend erscheint, ist es für Ihre Tätigkeit doch wichtig, über die anatomische Organisation des Kopfes, sowie der Hände und Füße Eingehenderes zu wissen. Sind es doch gerade diese Körperteile, auf die sich der Großteil ihrer kosmetischen Applikationen konzentriert.

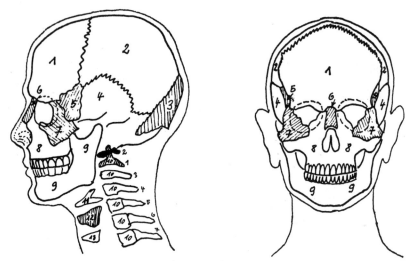

Das Schädelskelett mit dem Halsskelett

Das *Schädelskelett* ist in *Gehirn-* und *Gesichtsschädel* unterteilt. Die Schädelbasis bildet den Übergang vom Gehirn- zum Gesichtsschädel. Zum *Gehirnschädel* gehören folgende Knochen:

1. *1 Stirnbein = os frontale*
2. *2 Scheitelbeine = os parietale*
3. *1 Hinterhauptbein = os occipitale*
4. *2 Schläfenbeine = os temporale*
5. *2 Keilbeine = os sphenoides*

Zum *Gesichtsschädel* gehören:

6. *1 Nasenbein = os nasale*
7. *2 Jochbeine = os zygomaticum*
8. *1 Oberkiefer* ⎫ *= Maxilla*
9. *1 Unterkiefer* ⎬ *mit den Zähnen = Mandibula*

Zum *Halsskelett* gehören folgende Knochen:

10. *7 Halswirbel Nr. 1 = Atlas, Nr. 2 = Epistropheus*

Zwischen Atlas und Hinterhaupt erfolgt die Nickbewegung des Kopfes.
Zwischen Atlas und Epistropheus die Drehbewegung.

11. 1 Zungenbein = os hyoides

sowie

12. 1 Schildknorpel
13. 1 Ringknorpel

Spezielle Anatomie der Hand und des Fußes

Das *Hand-* und *Fußskelett* ist parallel zueinander verlaufend organisiert. Die Form der Knochen ist jedoch gemäß der unterschiedlichen Funktionsaufgaben bei der Hand *leichter* und beim Fuß *schwerer* gebaut. Da Hand und Fuß ihre Muskulatur teilweise auch am Unterarm bzw. Unterschenkel haben, gehören deren Knochen indirekt mit dazu.

Hand- und Unterarmskelett:
1 Ellenknochen (a)
1 Speichenknochen (b)
8 Handwurzelknochen (1)
5 Mittelhandknochen (2)
5 Finger-Grundglieder (3)
4 Finger-Mittelglieder (4)
5 Finger-Endglieder (5)

Fuß- und Unterschenkelskelett:
1 Schienbein
1 Wadenbein
7 Fußwurzelknochen
5 Mittelfußknochen
5 Zehen-Grundglieder
4 Zehen-Mittelglieder
5 Zehen-Endglieder

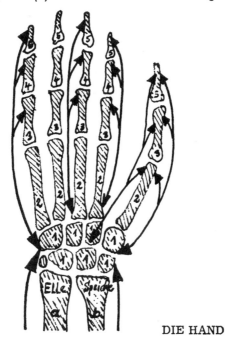

DIE HAND

Das Muskelsystem

Die Muskulatur, zu der auch die Sehnen gehören, bewegt den Organismus, — sie aktiviert ihn. Etwa 300 Muskeln bilden den sog. aktiven Bewegungsapparat. Muskeln bestehen aus Fasern, die in Bindegewebshäutchen (Faszien) eingehüllt sind, deren verlängerte Enden die Sehnen bilden.

Mikroskopisch lassen sich zwei Arten von Muskelfasern unterscheiden: quergestreifte und glatte. Die Skelettmuskulatur besteht aus quergestreiften Muskelfasern. Sie ist in ihren Bewegungen unserem Willen unterworfen und heißt deshalb willkürliche Muskulatur. Im Gegensatz dazu ist die Eingeweidemuskulatur ohne Querstreifung, also glatt und nicht unserem Willen untergeordnet. Sie heißt deshalb unwillkürliche Muskulatur. Eine Ausnahme bildet die Herzmuskulatur denn sie ist quergestreift aber unwillkürlich.

Der Aufbau des Muskels: Mehrere Muskelfasern (Zellen) werden als Faserbündel von einer Faszie umhüllt; mehrere Bündel wiederum werden abermals von einer Faszie umhüllt usw. Die verlängerten Enden der Faszien vereinigen sich und bilden die Sehnen und Sehnenplatten. Diese wiederum bilden den Ursprung und Ansatz des Muskels.

Skelettmuskeln haben Ursprung und Ansatz am Knochen, Mimische Muskeln hingegen nur den Ursprung am Knochen den Ansatz aber im freien Gewebe, d. i. die Haut. Hautmuskeln, z. B. das Platysma, (der Halshautmuskel), haben Ursprung und Ansatz im freien Gewebe.

Die Eingeweidemuskeln haben Ursprung und Ansatz im freien Gewebe.

Man unterscheidet verschiedene Muskelarten, -formen und -gruppen:

Muskelarten: Skelettmuskeln, mimische Muskeln, Hautmuskeln (willkürlich) und Eingeweidemuskeln (unwillkürlich).

Muskelformen: 1) spindelförmige, 2) flächige, 3) ringförmige Muskeln. Alle anderen Unterscheidungen (fächer- oder federförmige usw.) sind lediglich Abwandlungen dieser drei Grundformen.

Muskelgruppen: 1) Anzieher, 2) Abzieher, 3) Beuger, 4) Strecker 5) Dreher.

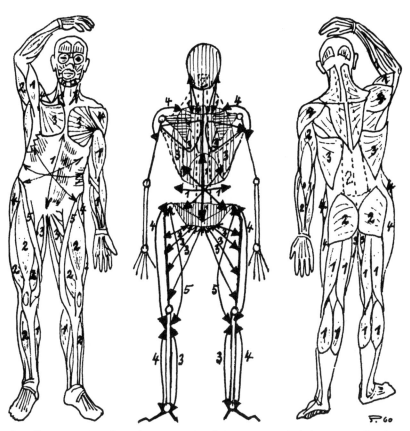

1 = Beuger 2 = Strecker 3 = Anzieher 4 = Abzieher 5 = Dreher

Die „Bewegung" der Muskulatur des sog. aktiven Bewegungsapparates ist auch Voraussetzung für die Bewegung des Knochengerüstes oder Skeletts, welche den passiven Bewegungsapparat darstellen. Dabei vollzieht sich folgender Vorgang: Vom Gehirn ziehen über das Rückenmark motorische Nerven zu allen Skelettmuskeln, die unserem Willen gehorchen (zu den Eingeweidemuskeln ziehen selbstverständlich auch Nerven, — diese sind unserem Willen aber nicht untergeordnet). Diese motorischen Nerven verästeln sich bis in die Muskelfasern (Muskelzellen) hinein und haben am Ende einen Nervenendapparat = motorische Endplatte. Unser Wille geht in Form eines Nervenreizes vom Hirn in den jeweiligen Muskel. Dessen Muskelfasern ziehen sich so lange zusammen, solange dieser Willensreiz anhält. Hört dieser Reiz auf, dann entspannt sich der Muskel sofort. Die Fähigkeit der Muskelfaser sich zusammenzuziehen nennt man Kontraktilität. Dieser Vorgang der Muskelzusammenziehung umfaßt meist eine ganze Muskelgruppe; z. B. bei der Beugung des Armes die Beuger und bei der Streckung die Strecker. Entgegengesetzt wirkende Muskeln nennt man Antagonisten.

MUSKELFORMEN

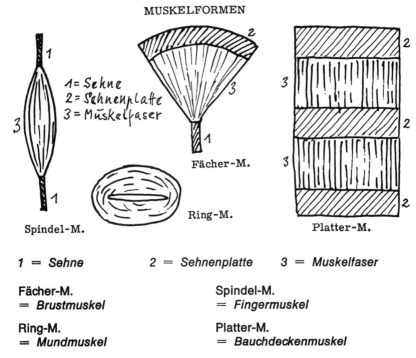

1 = Sehne 2 = Sehnenplatte 3 = Muskelfaser

Fächer-M.
= *Brustmuskel*

Ring-M.
= *Mundmuskel*

Spindel-M.
= *Fingermuskel*

Platter-M.
= *Bauchdeckenmuskel*

Ist ein Muskel zusammengezogen (kontrahiert), so hat er einen hohen Spannungszustand, — ist er entspannt (also in Ruhe) einen geringen. Diesen unterschiedlichen Spannungszustand bezeichnet man als Muskel-Tonus. Ein Skelettmuskel ist immer mittels Sehnen zwischen zwei durch ein Gelenk miteinander verbundene Knochen befestigt. Die dem Körper zuliegende Sehne nennt man die *Ursprungssehne;* die periphere, also nach außen liegende Sehne ist die *Ansatzsehne.* Wir kennen nicht nur einköpfige, sondern auch mehrköpfige Muskeln (z. B. zweiköpfigen Muskel am Hals, vierköpfiger Muskel am Oberschenkel), auch an diesen mehrköpfigen Muskeln mit mehreren Ursprüngen gibt es immer nur eine Ansatzsehne.

Die Blut- und Lymphversorgung des Muskels besteht aus Arterien, Venen und Kapillaren, sowie aus Lymphbahnen (Näheres beim Blutkreislauf).

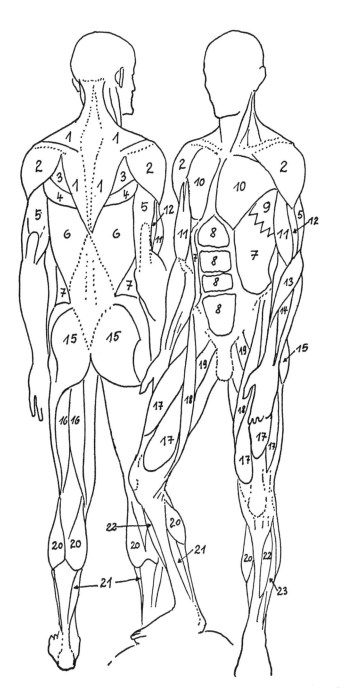

MUSKELN DES RUMPFES UND DER EXTREMITÄTEN

1. Kapuzenm. = M.trapecius
2. Deltam. = M.deltoides
3. Untergrätenm. = M.infraspinatus
4. Rautenm. = M.rhomboides
5. Dreiköpfiger Oberarmm. = M.triceps brachii
6. Breiter Rückenm. = M.latissimus dorsi
7. Äußerer schräger Bauchm. = M.obliquus externus abdominis
8. Gerader Bauchm. = M.rectus abdominis
9. Großer Sägem. = M.serratus anterior
10. Großer Brustm. = M.pectoralis major
11. Zweiköpfiger Oberarmm. = M.biceps brachii
12. Innerer Oberarmm. = M.brachialis internus
13. Langer Auswärtsdreher = M.supinator longus
14. Fingerstrecker = Extensor digitorum communis
15. Großer Gesäßm. = M.glutaeus maximus
16. Zweiköpf. Oberschenkelm. = M.biceps femoris
17. Vierk. Schenkelstrecker = M.quadriceps
18. Schneiderm. = M.sartorius
19. Langer Anziehm. = M.adductor longus
20. Zwillingsm. = M.gastrocnemius
21. Schollenm. = M.soleus
22. Vorderer Schienbeinm. = M.tibialis anterior
23. Langer Zehenstrecker = Extensor digitorum longus

Die Muskulatur des Kopfes und des Halses besteht vorwiegend aus der *mimischen* Muskulatur (knöcherner Ursprung, Ansatz im freien Gewebe), darüber hinaus verfügt sie aber auch über reine *Skelett*muskulatur (Ursprung und Ansatz am Knochen) und einen reinen Hautmuskel (Ursprung und Ansatz im freien Gewebe).

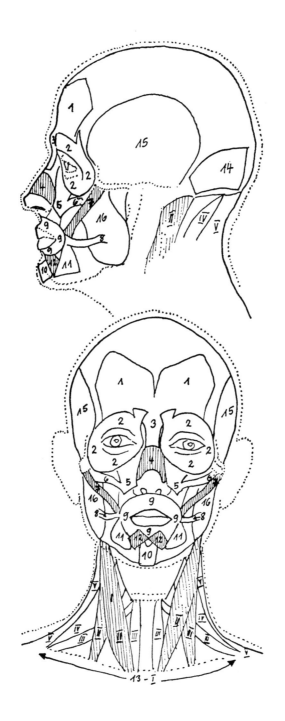

Die wichtigsten oberflächlich liegenden Muskeln des Kopfes und des Halses sind:

1. Stirnmuskel = Musculus frontalis
2. Augenringm. = M.orbicularis oculi
3. Kämpferfaltenm. = medialer Teil des M.frontalis
4. Nasenm. = M.nasalis
5. Viereckm. d. Oberlippe = M.Quadratus labii superioris
6. Kleiner Jochbeinm. = M.cygomaticus minor
7. Großer Jochbeinm. = M.cygomaticus major
8. Lachm. = M.risorius
9. Mundringm. = M.orbicularis oris
10. Kinnm. = M.mentalis
11. Dreieckm. = M.triangularis
12. Viereckm. d. Unterlippe = M.quadratus labii inferioris
13. Halshautm. = Platysma
14. Hinterhauptm. = M.occipitalis
15. Schläfenm. = M.temporalis
16. Kaum. = M.masseter

I. Halshautm. = Platysma
II. Kopfnicker-Kopfwender = M.sternocleidomastoideus
III. Zungenbeinmuskulatur, zieht vom Zungenbein teilweise zum Kehlkopf und teilweise zum Schlüsselbein
V. Kapuzenm. = M.longus colli et capitis
IV. Langer Hals- und Kopfm. = M.trapecius

Die *Muskeln der Hand und des Fußes* unterteilen sich der Form nach in kurze und lange Hand- bzw. Fußmuskeln. Sie sind meist spindelförmig und haben vorwiegend lange Ansatzsehnen. Ihre Organisation ist kompliziert und für den Laien wenig übersichtlich. Deshalb differenzieren wir sie nicht nach ihrer Lage und Form, sondern nach ihrer Funktion, an der sich stets mehrere Muskeln gemeinsam beteiligen.

Die wichtigsten *Muskeln der Hand* sind: (siehe Zeichnung!)

    Nr. 3 Handbeuger
    Nr. 4 Handstrecker
    Nr. 2 Handabzieher
    Nr. 1 Handanzieher
    Nr. 3 Fingerbeuger
    Nr. 4 Fingerstrecker
    Nr. 2 Fingerabzieher
    Nr. 1 Fingeranzieher

Jeder Hand- und Fingermuskel kann direkt oder indirekt auf eine dieser Funktionen festgelegt werden.

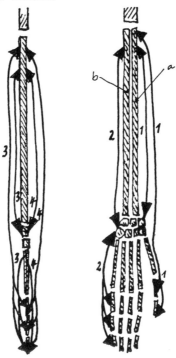

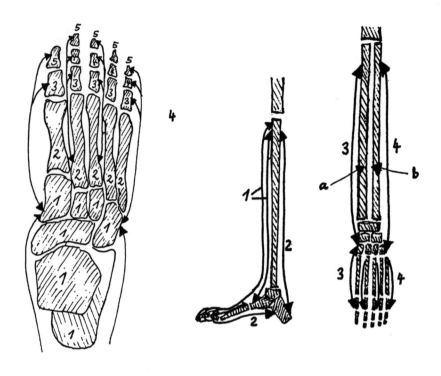

Die wichtigsten *Muskeln des Fußes* sind: (siehe Zeichnung!)

Nr. 1 *Fußbeuger*
Nr. 2 *Fußstrecker*
Nr. 3 *Fußanzieher*
Nr. 4 *Fußabzieher*
Nr. 2 *lange Zehenstrecker*
Nr. 2 *kurze Zehenstrecker*
Nr. 1 *lange Zehenbeuger*
Nr. 1 *kurze Zehenbeuger*

Die Zehen- und die Fingerspreizung wird vorwiegend von den sogenannten *Zwischenknochenmuskeln* des Mittelfußes und der Mittelhand durchgeführt.

Das Atmungssystem

Das *Atmungssystem* besteht aus den *Luftwegen,* den *Lungen* und den *Atmungsmuskeln.* Die Luftwege beginnen im *Nasen-Rachenraum* und verlaufen über den *Kehlkopf,* die *Luftröhre* und die *Bronchien* in die *Lungenbläschen.* Im Naseneingang befinden sich Borstenhaare, weiter hinten drei *Nasenmuscheln,* die reichlich mit Blutgefäßen ausgestattet sind. Im Nasen- und Rachenraum, der mit Schleimhaut- und Flimmerepithel ausgekleidet ist, befindet sich das *Riechorgan.* Im *Schlund* kreuzen sich Speise- und Luftweg, so daß die Luft von oben hinten nach vorn unten in den *Kehlkopf* gelangt. Dieser „Kehlkopf" ist ein Knorpelgebilde mit einer Platte, dem Kehlkopfdeckel. Dieser verschließt die Luftröhre gegen den *Hals-Nasen-Rachenraum.* — Im Innern des Kehlkopfes befindet sich das Sprachorgan mit den *Stimmbändern,* mittels denen der Mensch die Sprache bildet.

Die *Luftröhre* verläuft vom Kehlkopf zur Lungenwurzel bis zum jeweiligen Hauptbronchus in den Lungenflügeln. Sie ist ein häutiger Schlauch, den ringförmig angeordnete *Knorpelspangen* umschließen. Die Hauptbronchien verästeln sich (wie die Baumäste) über die Bronchien bis zu den feinen „Bronchioli", an deren Enden sich die Lungenbläschen weintraubenförmig anschließen. Die beiden *Lungenflügel* sind kegelförmige Gebilde, die sich aus der Summe der Luft- und Blutwege bzw. Gefäße und einem Bindegewebsgürtel ergeben. Diese Lungenflügel unterteilen sich rechts in drei und links in zwei „Lappen". Sie sind vom *Lungenfell* (einer Schleimhaut) umhüllt, welches auch die Innenseite des Brustkorbes auskleidet. Beide, das Lungen- und das *Brustfell,* heißen die Pleurablätter.

Als *Atmungsmuskulatur* bezeichnet man 1) das *Zwerchfell,* ein kuppelförmiger, flächiger Muskel, der den Brustraum vom Bauchraum trennt; 2) die *Zwischenrippenmuskeln* und 3) die meisten *Muskeln des Schultergürtels.*

Physiologie des Atmungsvorgangs. Man unterscheidet die Ein- und Ausatmung. Die *Einatmungsluft* besteht aus ca. 20 % Sauerstoff und ca. 80 % Stickstoff. Die *Ausatmungsluft* hingegen aus ca. 16 % Sauerstoff, 80 % Stickstoff und ca. 4 % Kohlendioxyd. Das Verhältnis ist also immer ca. 1 zu 4. Dadurch, daß sich das Zwerchfell zusammenzieht und die Brustkorb- sowie Schultergürtelmuskulatur die Rippen heben, vergrößert sich der Brustinnenraum. Der dadurch erzeugte Unterdruck im Brustkorb läßt die Luft einfließen. Grober Staub in der Einatmungsluft wird bereits von den Borstenhaaren der Nase abgefangen. In den Nasenmuscheln, die reichlich mit Blut versorgt sind, wird kalte Luft

„vorgewärmt". Auf dem Wege bis zur Lunge, also über Nasen-Rachenraum, Luftröhre und Bronchien, bleiben alle, auch die feinsten festen Bestandteile der Luft am Flimmerhaarbesatz der Schleimhaut hängen und werden durch diesen nach außen „abgeflimmert". An die Lungenbläschen, die von Bluthaargefäßen (Kapillaren) vollkommen "umsponnen" sind, gibt der rote Blutfarbstoff das antransportierte Kohlendioxyd ab und übernimmt den Sauerstoff. Diesen Vorgang nennt man *Gasaustausch.* Er erfolgt durch die halbdurchlässigen Wände der Kapillaren, bzw. der Lungenbläschen nach dem **Gesetz des Gasdrucks:** Der Überschuß an Kohlendioxyd tritt aus den Kapillaren in die Lungenbläschen, der Überschuß an Sauerstoff aus den Lungenbläschen in die

Die ATMUNG

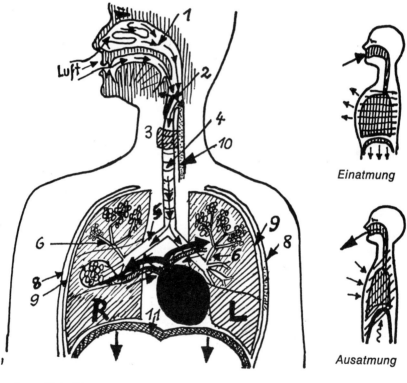

1 = Hals-Nasen-Rachenraum
2 = Kehlkopfdeckel
3 = Kehlkopf
4 = Luftröhre
5 = Bronchien
6 = Bronchioli
7 = Lungenbläschen
8 = Rippenfell
9 = Lungenfell
10 = Speiseröhre
11 = Zwerchfell

Kapillaren. Diesen Austausch von gasförmigen Stoffen kann man auch als Diffussion bezeichnen. Die 400 Millionen Lungenbläschen haben bei mittlerer Luftfüllung der Lunge eine Gesamtfläche von 150 qm bei tiefer Einatmung etwa 400 qm. Bei mittlerer Füllung enthalten die Lungen ca. 3 l Luft. Mit einem normalen Atemzug saugt der Mensch etwa $1/2$ l Luft ein, sodaß also immer etwa $1/6$ der Lungenluft gewechselt wird, und der Gasaustausch langsam und gleichmäßig vor sich geht. Bei der Ausatmung läßt der Zug des Zwerchfells nach, es wölbt sich wieder nach oben, preßt die Lungen zusammen dadurch wird die kohlendioxydhaltige Luft aus der Lunge ausgepreßt. Das Atemzentrum befindet sich im Gehirn. Dieses sendet laufend Nervenreize zum Zwerchfell, die es zum Zusammenziehen reizen und damit den Atmungsvorgang bewirken.

Das Kreislaufsystem

Unter dem Kreislaufsystem versteht man

1. Das Herz
2. Die Blutgefäße
3. Die Lymphgefäße
4. Das Blut

Der Kreislauf bezieht seinen Namen aus der Tatsache, daß er ein geschlossenes System in Form einer Acht bildet. Im Schnittpunkt der Acht liegt das Herz. Der kleinere obere Teil der Acht ist der kleine Kreislauf oder Lungenkreislauf, der untere, größere Teil der Acht ist der große Kreislauf oder Körperkreislauf. Im Körperkreislauf befindet sich noch ein Zwischenschaltstück — der Pfortaderkreislauf.
Das Herz ist ein Hohlorgan aus quergestreifter Herzmuskulatur, die unserem Willen nicht unterworfen ist. Es hat die Form eines abgeplatteten Kegels, hat die Größe einer Männerfaust und liegt zwischen dem Brustbein und der linken Brustwarze, vorn liegt es der Brustwand an. Es ist in 4 Herzkammern eingeteilt: Der rechten Herzvorkammer, der rechten Herzkammer, der linken Herzvorkammer und der linken Herzkammer. Durch eine Scheidewand ist das Herz in eine rechte und eine linke Herzhälfte unterteilt. Die rechte bzw. linke Vorkammer steht durch eine Klappe mit der rechten bzw. linken Herzkammer in Verbindung.
Das Herz ist von einem bindegewebigen Herzbeutel umschlossen. Das Innere des Herzens ist von einer Endothelschicht — eine Lage platter Deckzellen — ausgekleidet. Die Mittelschicht ist die Herzmuskulatur. Die Muskulatur der linken Herzkammer ist am kräftigsten ausgebildet, am schwächsten ist die Muskulatur der Vorkammern. Das Herz wird durch einen eigenen Blutkreislauf — dem Herzkranzgefäßsystem — versorgt. In der rechten Herzvorkammer befindet sich ein Nervenknoten, der die Reizbildung für die einzelnen Herzmuskelkontraktionen darstellt, darüber hinaus wird die Schlagfolge des Herzens zentral gesteuert.

Beim Herzmuskel kennen wir die Zusammenziehung (Systole) und die Erschlaffung (Diastole). Durch Zusammenziehung entleert sich der betreffende Herzteil, durch Erschlaffung füllt er sich wieder mit Blut. An den Vorkammern oder Vorhöfen, beginnt die Zusammenziehung des Herzens. Dadurch öffnen sich die Herzklappen und das Blut dringt in die Herzkammern. Nun ziehen sich die Herzkammern zusammen, dabei schließen sich die Klappen zu den Vorhöfen, und die Klappen gegen die Schlagadern öffnen sich, das Blut strömt in die Schlagadern. Im Augenblick der Erschlaffung der Herzkammern schließen sich die Schlagaderklappen wieder und es beginnt die Pause, welche zur Neufüllung des Herzens mit Blut erforderlich ist.

Die Blutgefäße bestehen aus

1. Arterien oder Schlagadern
2. Venen oder Blutadern
3. Kapillaren oder Haargefäße

Die Arterien leiten das Blut vom Herzen zu den Kapillaren. Es sind feste bindegewebige Schläuche mit glatter Wandung. Die größte Schlagader ist die große Körperschlagader oder *Aorta*. Die Wand der Arterien besteht innen aus einer einschichtigen Deckzellenlage (Endothelschicht). Die mittlere Schicht ist die Muskelschicht – innen ist faseriges Bindegewebe mit vielen elastischen Fasern –, daran anschließend eine ringförmig angeordnete Muskelschicht, und über dieser glatte Muskulatur in einer längsverlaufenden Schicht. Die Außenwand der Arterien besteht aus faserigem Bindegewebe.

Die Venen oder Blutadern führen von der Peripherie dem Herzen zu. Sie sind in ihrem Aufbau ähnlich den Arterien, nur ist das Bindegewebe der Venenwände wesentlich schwächer und mit weniger Mukulatur ausgestattet, da die Venen dem Herzdruck – im Gegensatz zu den Arterien – nicht standhalten müssen. Bei Bindegewebsschwäche in den Venen der Beine kommt es oft zur Ausbildung von Krampfadern. Dabei erweitern und verlängern sich die Venen. Durch den Blutstau kommt es zu knotigen Verdickungen, die deutlich sicht- und fühlbar sind. Die Venen in der Peripherie sind mit Taschenklappen ausgestattet, um ein Zurückfließen des Blutes zu verhindern.

Die Kapillaren sind die feinsten und kürzesten Gefäße des Körpers. Je weitverzweigter und entfernter vom Herzen die Arterien im Körper werden, umso schwächer wird ihre Wand, sodaß zum Schluß nur noch die innere Endothelschicht bleibt. Diese feinsten und kürzesten Gefäße nennt man Kapillaren oder Haargefäße. Sie haben einen Durchmesser von $1/100$ bis $1/50$ mm und eine Länge von ca. $1/2$ mm. Sie bilden den Übergang zu den Venen. In ihnen findet der Gasaustausch statt: Im großen Körperkreislauf wird Sauerstoff an die Gewebe abgegeben und

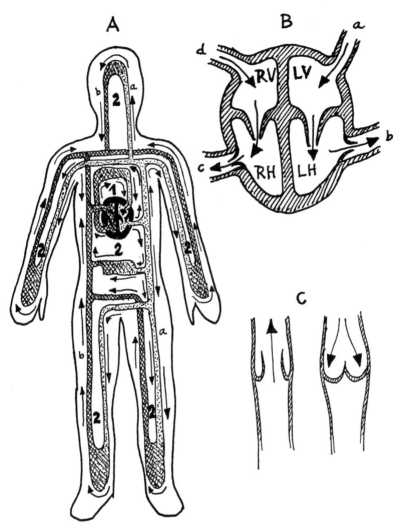

A = Blutkreislauf
1 = kleiner BKL
2 = großer BKL
a = Arterie
b = Vene

B = Herz
RV = rechte Vorkammer
LV = linke Vorkammer
RH = rechte Herzkammer
LH = linke Herzkammer
a = von der Lunge
b = zum Körper
c = zur Lunge
d = vom Körper

C = Venen mit Taschenklappen

dafür von den Kapillaren aus den Geweben Kohlendioxyd, das durch die Verbrennung entstanden ist, aufgenommen. In der Lunge wird Kohlendioxyd an die Ausatmungsluft abgegeben und Sauerstoff von den Lungenkapillaren aufgenommen.

Die Physiologie des Kreislaufs wird durch die Herzfunktion bestimmt: Sauerstoffhaltiges Blut wird von der linken Herzkammer durch die Aorta in ein immer verzweigteres Arteriensystem bis zu den Kapillaren gepumpt. Hier erfolgt der Gasaustausch und kohlendioxydhaltiges Blut kehrt über die Venen zurück in die rechte Herzvorkammer, durch die Herzklappe in die rechte Herzkammer, von dort wird es in die Lungenschlagader gepumpt, kommt zur Lunge in die Lungenkapillaren, hier erfolgt wiederum ein Gasaustausch: Kohlendioxyd wird an die Ausatmungsluft über die Lungenbläschen abgegeben und von dort in den Kapillaren im Austausch Sauerstoff aufgenommen. Nun fließt sauerstoffreiches Blut auf venösen Bahnen von der Lunge zur linken Herzvorkammer, von dort in die linke Herzkammer. Damit ist der Kreislauf geschlossen. Als Lungenkreislauf bezeichnet man den Weg von der rechten Herzkammer über die Lunge bis zur linken Vorkammer.

Sämtliches Blut aus den unpaaren Bauchorganen (Magen, Darm, Milz) sammelt sich in der Pfortader und wird der Leber zugeführt. Hier erfolgt einerseits eine Entgiftung dieses Blutes, andererseits auch eine gewisse Nahrungsspeicherung, außer Fett. Dieses Schaltstück im Kreislauf nennt man Pfortaderkreislauf.

Die *Milz* liegt in der linken oberen Bauchhöhle unterhalb des Zwerchfells neben dem Magen. Sie ist etwa kinderfaustgroß und bohnenförmig. Sie ist an den Blutkreislauf angeschlossen, obwohl man sie als große Lymphdrüse bezeichnen könnte. In ihr werden — wie in den Lymphknoten — weiße Blutkörperchen gebildet. Sie baut alte rote Blutkörperchen ab, produziert Antikörper, speichert Blut oder gibt es ab, je nach den Erfordernissen des Organismus und filtert Mikroorganismen aus dem Blut, was eine „blutreinigende" Funktion darstellt.

Durch die Funktion des Herzens werden 2 Phänomene ausgelöst, welche auch die Kosmetikerin interessieren dürften:
    1. Der Blutdruck
    2. Der Pulsschlag

Der *Blutdruck* entsteht durch den Pumpdruck des Herzens in die Aorta. Die Höhe des Blutdrucks wird in mm Hg (Quecksilber) ausgedrückt. Ein Druck von 100 mm Hg besagt, daß dieser Druck eine Quecksilbersäule 100 mm hochzudrücken vermag.

Der Blutdruck des Menschen wird an der Oberarmschlagader gemessen. Er beträgt dort 100 bis 150 mm Hg. In den Kapillargefäßen ist er sehr niedrig. Er beträgt dort zwischen 20 und 40 mm Hg. Noch geringer ist der Druck in den Venen der Beine, des Kopfes und des Halses. Er kann dort so weit absinken, daß überhaupt kein Druck mehr gemessen wird. Sind die Adern elastisch, so ist der Widerstand gering und der Blutdruck daher niedriger. Sind im Alter Verkalkungen der Aderwände eingetreten, so steigt der Blutdruck, weil der Widerstand in den Adern größer wird.

Der *Pulsschlag* besagt, daß das Herz in Tätigkeit ist. Der Pulsschlag wird dort getastet oder sichtbar, wo eine größere Schlagader tastbar ist. Normalerweise schlägt der Puls in Ruhe 60 bis 80mal in der Minute. Bei körperlicher Anstrengung oder bei Erkrankungen des Herzens — z. B. Herzschwäche — kann er weit über diese Zahlen ansteigen. Sein Rhythmus besagt ob das Herz regelmäßig oder unregelmäßig arbeitet. Die Härte des Pulses kann Aussagen über den Zustand der Gefäße machen. Wichtigster anatomischer Bestandteil des Blutkreislaufes ist *das Blut* selbst. Obwohl es flüssig ist, ist die Bezeichnung „Blutgewebe" anatomisch-physiologisch dadurch gerechtfertigt, da es aus *Blutzellen,* also geprägten Bestandteilen und *Blutflüssigkeit,* dem für alle Zellen wichtigen Medium, besteht. Von den anderen Geweben unterscheidet es sich nur dadurch, daß die einzelnen Zellen nicht aneinander haften, sondern in der „Lebensflüssigkeit" schwimmen. Der flüssige Blutanteil besteht aus Wasser, in dem Nähr- und Mineralstoffe aufgelöst sind. Die festen Bestandteile sind die Blutzellen: 1) *Rote Blutkörperchen* = Erythrozyten, 2) *Weiße Blutkörperchen* = Leukozyten und 3) *Blutplättchen* = Thrombozyten.

Die *roten Blutkörperchen* werden im roten Knochenmark gebildet und in der Milz nach 120 Tagen wieder abgebaut. Es sind runde, kernlose Scheiben, die den lebenswichtigen roten *Blutfarbstoff* (Haemoglobin) enthalten, der der Träger des gesamten *Gasaustausches* im Organismus ist. Die roten Blutkörperchen transportieren also Sauerstoff und Kohlendioxyd. In einem mm^3 Blut befinden sich ca. 4 $1/2$–5 Millionen rote Blutkörperchen. Bei ihrem Abbau in der Milz wird das *Haemoglobin* frei. Dieses geht von der Milz zur Leber und baut dort den Gallenfarbstoff (Bilirubin, bilis = Galle, ruber = rot) auf. *Die weißen Blutkörperchen* (Leukozyten) werden teilweise in der Milz, in den Lymphknoten und auch im Knochenmark gebildet. Man unterscheidet eine größere und eine kleinere Form. Letztere heißen Lymphozyten und treten vorwiegend dann in Erscheinung, wenn chronische Entzündungen vorliegen. Die weißen Blutkörperchen sind groß und haben große Kerne. Sie können ihr Protoplasma „auslappen" und mittels dieser „Füße" auch aus der Blutbahn in das Gewebe auswandern — daher werden sie auch *Wanderzellen* genannt. Die weißen Blutkörperchen vernichten Bakterien z. B. bei Infektionen (Eiterbildung), wodurch sie zur Gesundheitspolizei werden. Des weiteren transportieren sie das aus dem Darm resorbierte Fett in die Fettdepots (z. B. Unterhautfettgewebe). Auf einen mm^3 Blut kom-

men normal nur 4000–6000 weiße Blutkörperchen. Bei Infektionskrankheiten vermehren sie sich (Höchstwert oft 20 000).
Die *Blutplättchen* (Thrombozyten) sind kleinste Gebilde, von denen ca. 2–350 000 auf einen mm^3 Blut kommen. In Verbindung mit einem ebenfalls im Blut vorhandenen Eiweißkörper, dem *Fibrin*, bewirken die Blutplättchen den lebenswichtigen *Gerinnungsprozeß* des Blutes, der für die Gewebsheilung unerläßlich ist.
Blutgruppen nennt man die vier Blutsorten, O, A, B und AB, die in ihrer Zusammensetzung nicht alle übereinstimmen und deshalb bei Blutübertragungen genau zueinander passen müssen.

Lymphsystem und Lymphe

Man kann das Lymphsystem als einen Teil des Kreislaufsystems ansehen, da in ihm Flüssigkeit zirkuliert. Es besteht aus Lymphkapillaren, Lymphgefäßen, Lymphstämmen und Lymphknoten. Die Lymphe selbst ist eine klare wäßrige Flüssigkeit, die in ihrer Zusammensetzung dem Blutplasma ähnelt. Sie enthält eine große Anzahl von Leukozyten – besonders Lymphozyten – und geringe Mengen Blutplättchen. Die Lymphe der Darm- und Bauchregion ist häufig – vor allem nach dem Essen – milchig getrübt. Diese Trübung beruht auf der Tatsache, daß aus dem Darm Fetttröpfchen aufgenommen werden. Die Lymphe dieser Region nennt man Chylus.

Der Ausgangspunkt der Lymphe sind die Interzellularräume des gesamten Körpers. Von dort gelangt sie in die Lymphkapillaren. Diese winzig kleinen Lymphgefäße vereinigen sich zu Lymphbahnen, diese zu Lymphstämmen, die zum Schluß in die zwei größten Lymphstämme einmünden: In den „Truncus lymphaticus dexter" und den „Ductus thoracicus". Der Truncus lymphaticus dexter (rechter Lymphstamm) mündet am Zusammenfluß der rechten Schlüsselbeinvene und der Vene der vorderen Halsseite ins Venensystem, und damit in den Blutkreislauf. Der Truncus lymphaticus dexter sammelt die Lymphe des oberen rechten Körperviertels. Der Ductus thoracicus entspringt in der Bauchregion, führt von da aufwärts bis zum Halsansatz und mündet dort in die linke Schlüsselbeinvene, also ebenfalls in den Blutkreislauf. Im Ductus thoracicus wird die Lymphe des gesamten Körpers – mit Ausnahme des rechten oberen Körperviertels – gesammelt. Beide Systeme, das Lymphkreislaufsystem und das Blutkreislaufsystem stehen also ununterbrochen miteinander in Verbindung bzw. gehen ineinander über. Jede Maßnahme, welche der Anregung des Blutkreislaufes dient, wird logischerweise auch den Lymphkreislauf entsprechend beeinflussen.

Im Bau ähneln die Lymphgefäße den Venen. Ihre Wände sind jedoch wesentlich dünner, auch weisen sie mehr Klappen auf als die Venen. Außerdem befinden sich an wichtigen Punkten die sogenannten *Lymphknoten*. Die Aufgabe der Lymphgefäße ist es, Wasser und Eiweiß aus den Interzellularräumen dem Blut zurückzuführen. Des weiteren wird durch die Lymphgefäße der Abfluß aus den Lymphknoten aufrechterhalten.

Lymphknoten sind kleine rundliche bohnenförmige Organe aus lymphatischem Gewebe, die von einer festen bindegewebigen Kapsel eingehüllt sind. Jeder Lymphknoten hat mehrere zuführende (afferente) Lymphgefäße, aber meist nur ein abführendes (efferentes) Gefäß. In den Lymphknoten wird die Lymphe gefiltert. Sie nimmt dabei Lymphozyten, Globuline (Eiweiß) und Antikörper (Immunstoffe) auf. Da durch die vielen Kanäle in den Lymphknoten die Lymphe nur langsam hindurchzirkuliert, und nur *ein* abführendes Gefäß von den Lymphknoten wegführt, ist eine absolute Filterung gewährleistet. Normalerweise sind die Lymphknoten in Gruppen zusammengeschlossen. Die Bezeichnung „Lymphdrüsen" ist eine veraltete Bezeichnung für die Lymphknoten.

Neben den Lymphknoten bilden noch folgende Organe ständig Lymphozyten, die sie in die Lymphe entlassen:

Milz

Mandeln

Thymusdrüse

Wurmfortsatz des Blinddarms

Neben der Bildung von Zellen (Lympho- und Monozyten), die der Abwehr dienen (Antikörper), haben die Milz, die Lymphknoten und die Thymusdrüse noch die Fähigkeit, geformte Stoffteilchen aufzunehmen (Phagocytose). Sie sind somit Teil eines großen Abwehrsystems des Körpers, des sogenannten RES (retikuloendotheliales System), dem noch die Wanderzellen in den Gefässen der Leber, des Knochenmarks, der Hirnanhangsdrüse, der Nebennieren sowie die Nischenzellen der Lungenbläschen angehören.

Mit dem Eindringen eines als körperfremd empfundenen Stoffes (Antigen) wird die körpereigene Abwehr aktiviert. Dabei wird zunächst einmal die spezifische Struktur des Eindringlings von einer Mutter-Lymphozytenzelle abgetastet und die entsprechende Gegenstruktur gebildet, die den Tochterzellen weitergegeben wird. Die nun folgende weitere Produktion von Abwehrstoffen (Antikörpern) kann einmal von den Plasmazellen des Blutes übernommen werden, die den Eindringling bindende Eiweißstoffe liefern. Zum anderen besteht auch die Möglichkeit, über die weitere Bereitstellung von Tochterlymphozyten der Mutterzelle direkt eine sogen. zellulare Abwehr gegen besondere Fremdstoffe und Bakterien bereitzustellen (z. B. bei der Tuberkulose). Ausgenützt wird diese Fähigkeit des Körpers, antigene Strukturen zu erkennen und zu registrieren bei allen aktiven Impfungen: Dabei werden beim nächsten Zusammentreffen mit dem Fremdkörper sofort viele Tochterzellen bereitgestellt. Bei einer Impfung wird statt des krankmachenden Fremdkörpers ein abgeschwächter oder abgetöteter Erreger injiziert, der von der Körperabwehr nicht vom eigentlichen Erreger unterschieden werden kann. Der dadurch erzeugte „Spiegel" an Antikörpern vermag dann den Körper im Erkrankungsfall zu schützen (Immunität).

Da der Mensch kein Lymphherz besitzt, ist die Lymphe auf ihren Eigenfluß angewiesen. Dieser Fluß wird durch folgende Tatsachen und Maßnahmen aufrechterhalten oder gefördert:

1. Durch die unaufhörliche Neubildung von Lymphe in den Interzellularräumen wird diese ständig in langsamem Fluß gehalten.

2. Durch die Pulsation in den Arterien wird eine fortwährende zarte Massage der Lymphgefäße gewährleistet, und damit der Fluß der Lymphe vorangetrieben.

3. Jede Muskelbewegung, sowohl der Skelett- als auch der glatten Muskulatur, wirkt sich als Druck auf die Lymphgefäße aus. Sie werden dadurch ausgepreßt, um sich ständig neu zu füllen. (Sport und Gymnastik)

4. Durch die Ein- und Ausatmung wird im Brustraum der Ductus thoracicus einer dauernden Druckveränderung unterworfen. Diese Druckveränderung wirkt sich beschleunigend auf die Lymphströmung aus. (Yoga und Atemgymnastik)

5. Jede Massage, die auf Muskulatur, Bindegewebe, Unterhautfettgewebe und Blutgefäße einwirkt, wird auf die Zirkulation der Lymphe übertragen, d. h. fördert auch den Lymphfluß. (Ganz- und Teilmassagen)

6. Wärmeanwendungen mit trockener (Sauna) und feuchter Wärme (Dampf) rufen kräftige Gefäßreaktionen hervor, und fördern Blut- und Lymphzirkulation.

7. Wasseranwendungen im Wechsel von warm und kalt bzw. heiß und lauwarm oder kühl als Duschen, Güsse, Bäder, Wickel, Packungen, verbunden mit Frottierungen oder Bürsten sind mit zu den wirksamsten Anwendungen zur Förderung des Lymphflusses zu zählen.

8. Spezielle Massagen, die lediglich der Förderung des Lymphflusses dienen. Sie bestehen aus leichten Streichungen, Schwingungen und Walkungen. Man nennt sie Lymphbahnenmassagen, Lymphdrainagen oder Gefäßmassagen.

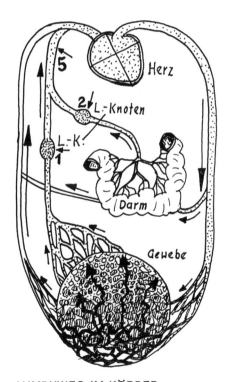

LYMPHWEG IM KÖRPER
1 + 2 = *oberfl. u. tiefl.*
         Lymphknoten
3 + 4 = *oberfl. u. tiefl.*
         Lymphbahnen

Das Verdauungssystem

Das Verdauungssystem beginnt mit den Lippen und endet mit dem Afterschließmuskel. Anatomisch-physiologisch unterteilen wir es in 1) Vorder- 2) Mittel- 3) Endabschnitt.

Zum Vorderabschnitt gehören: Die Mundhöhle mit den Lippen, Zähnen, der Zunge, dem Gaumen, den Wangen und den dazugehörenden Muskeln. Die Mundhöhle ist mit mehrschichtigem Plattenepithel ausgekleidet. Sie wird von 3 wichtigen Drüsen versorgt: a) der Unterzungen-Schleimdrüse, b) der Unterkiefer-Schleim- und Speicheldrüse und c) der Ohrspeicheldrüse. – Die Zunge besteht aus quergestreifter Muskulatur. Auf ihr befindet sich das Geschmacksorgan. Sie moduliert auch bei der Sprachbildung den Resonanzraum der Mundhöhle. Des weiteren befördert die Zunge die Speise unter das Mahlwerk des Gebisses und in die Speiseröhre. Nach hinten begrenzen die zwei Gaumenbögen mit den Rachenmandeln und dem Gaumenzäpfchen die Mundhöhle. – An sie schließt sich der Schlund an, der sich nach oben in den Nasen-Rachen-Raum und nach unten in den Kehlkopf und in die Speiseröhre öffnet. Letztere ist ein 20–25 cm langer häutiger Schlauch mit ringförmig angeordneter Muskulatur. Diese Speiseröhrenmuskulatur hat im oberen Drittel *quergestreifte*, im unteren Drittel *glatte* und im mittleren Drittel *gemischte* Muskelfasern. Die Speiseröhre endet am Mageneingang. Der Magen liegt unter dem Zwerchfell, er ist ein häutiger Sack, der innen mit Schleimhautepithel der Magenschleimhaut ausgekleidet ist. Seine Wandung wird durch längs- und ringförmig verlaufende glatte Muskulatur gebildet. Diese unwillkürliche Muskulatur erzeugt „wellige" Bewegungen in Richtung Magenausgang und Zwölffingerdarm. Die Magenschleimhaut produziert außer dem für die Verdauung wichtigen Magensaft auch Schleim zum Schutz der Magenwand gegen die Magensäure.

Arbeitsübersicht des Verdauungssystems

MUND ---- MAGENPFÖRTNER–BLINDDARMKLAPPE --- AFTER

Vorderabschnitt	Mittelabschnitt	Endabschnitt
1. mechan. u. chem. Zerkleinerung 2. Verdauung	1. Verdauung 2. Resorption	1. Wasserrückgewinnung 2. Kotausscheidung

Den Mittelabschnitt nennt man *Dünndarm*. Er ist beim lebenden Menchen ca. 2,5 bis 3 m lang. Auch er ist ein häutiger Schlauch, dessen Innenseite mit Epithelgewebe ausgekleidet ist und dessen Wandung aus quer- und längsverlaufender Muskulatur besteht. Der erste Teil ist der *Zwölffingerdarm* (Duodenum). In ihm münden 1) der Leber-Gallengang und 2) der Ausführungsgang der Bauchspeicheldrüse. Diese Gänge sind die Verbindung zu den beiden wichtigsten Verdauungsdrüsen: der *Leber* und der *Bauchspeicheldrüse*. Die 2. und 3. Dünndarmregion sind der Leerdarm (Jejunum) und der Krummdarm (Ileum). Dieser Darmabschnitt ist in vielen Windungen organisiert, die am sogenannten „Gekröse" befestigt sind. In diesem Gekröse verlaufen die Blut- und Lymphgefäße, die für die *Nährstoffresorption* aus dem Dünndarm nötig sind. Das Schleimhautepithel des Dünndarms ist in zahllose Falten gelegt und mit fingerförmigen *Darmzotten* besetzt. Auf jeder Darmzotte befinden sich wiederum die mit *Saugröhrchen* besetzten *Zottenzellen*. Zur Verbildlichung folgende Zahlen: Auf 1 cm^2 Darmschleimhaut kommen ca. 3000 Zotten; jede Zotte trägt ca. 3000 Zellen; jede Zelle hat ca. 100 Saugröhrchen.

Das Ende des Mittelabschnittes bildet eine Art Schlauchventil, das in den Blinddarm einmündet: die *Blinddarmklappe*.

Den Endabschnitt des Verdauungssystems nennt man den *Dickdarm*. Er beginnt mit dem *Blinddarm*. Dieser ist eine Art Güranlage zur Einschmelzung unverdaulicher Speisereste. An seinem unteren Teil befindet sich ein wurmförmiger Fortsatz (Appendix), der aus einer Häufung von Lymphknoten besteht, die zur Kontrolle der im Blinddarm vorhandenen Fäulniserreger dienen (bei Blinddarmentzündung ist er es der erkrankt *nicht* der ganze Blinddarm!)

Vom Blinddarm aus verläuft der Dickdarm als *Grimmdarm* und *Mastdarm* im aufsteigenden, querverlaufenden und absteigenden Ast weiter bis zum *Afterschließmuskel*. Der letzte Teil des Mastdarms ist kolbenartig verdickt. Er wird dadurch zur Sammelstelle der Verdauungsendstufe und heißt *Ampulle*. Wie der Dünndarm ist auch der Dickdarm ein häutiger Schlauch mit allerdings erheblich größerem Durchmesser.

Verdauungsdrüsen:

1) Die *Bauchspeicheldrüse* (Pankreas), ein längliches, fischförmiges Gebilde, liegt quer hinter dem Magen. Sie produziert den Bauchspeichelsaft. Dieser enthält das Proenzym Trypsinogen zur Eiweißaufspaltung, Amylase zur Kohlenhydratverdauung und Lipase zur Fettaufspal-

tung. Angeregt wird die Produktion des Pankreassaftes durch die in der Darmwand gebildeten Stoffe Pankreozymin und Sekretin. Pankreozymin ist entscheidend für die Qualität und Sekretin für die Quantität des Pankreassaftes.

Da die Bauchspeicheldrüse eine bifunktionelle Drüse ist, d. h. eine ex- und inkretorische Funktion hat, wird sie beim inkretorischen Drüsenapparat genauer beschrieben!

2) *Die Leber* ist die größte Drüse des Menschen. Sie produziert den *Gallensaft* und dient als *Entgiftungsstation* und *Speicher* für alle Nährstoffe — außer Fett.

Der Verdauungsvorgang

Lebenswichtige Grundnährstoffe unserer Nahrung sind:

1. *Eiweiß* = in Fleisch, Fisch, Eiern, Milchprodukten, Hülsenfrüchten
2. *Kohlenhydrate* = Zucker, Mehl, Kartoffeln, Reis etc.
3. *Fette* = tierisch in Speck, Butter etc., pflanzl. in Öl, Nüssen etc.

Unter *Verdauung* versteht man die Aufspaltung der Nahrung aus unlöslichen in lösliche Nährstoffe. — Diesen Lösungsprozeß erwirken besondere Stoffe, die von den Verdauungsdrüsen produziert werden, — die *Enzyme*. Erst nach der Verdauung sind die Nährstoffe unserer Nahrung resorptionsfähig, d. h. sie können aus dem Verdauungssystem in die Blut- und Lymphbahnen übernommen werden.

Vorder-, Mittel- und Endabschnitt des Verdauungssystems erfüllen grobgesagt etwa folgende Aufgaben:

Im *Vorderabschnitt* wird die Nahrung mechanisch und chemisch *aufgespalten* und zur Verdauung *vorbereitet*.

Im *Mittelabschnitt* erfolgt die völlige *Auflösung* in körperaufnahmefähige Stoffe und deren *Resorption* durch die dünne Darmwand in die Blut- und Lymphbahnen.

Im *Endabschnitt* wird den unverdaulichen Nahrungsrückständen das Wasser entzogen, sie werden zum sogenannten Kot eingeschmolzen und eingedickt, bis dieser aus dem Verdauungsapparat ausgeschieden wird.

Daten zur Zeichnung; *DAS VERDAUUNGSSYSTEM.*

1 = Mundhöhle mit Zähnen, Zunge und den 3 Munddrüsen. (a, b, c)
2 = Speiseröhre, 3 = Magen, 4 = Zwölffingerdarm, 5 = Dünndarm,
6 = Blinddarm, 7 = Dickdarm, 8 = Ampulle, 9 = Afterschließmuskel,
10 = Leber, 11 = Gallenblase, 12 = Bauchspeicheldrüse, 13 = Blinddarmklappe

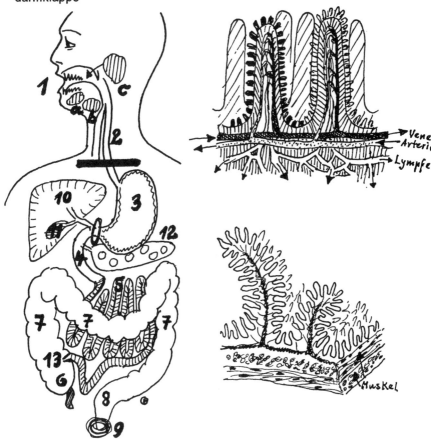

Praktisch sieht dieser Vorgang so aus:

Nachdem die Schneidezähne den Bissen abgetrennt haben, schließen sich die Lippen. Die Zunge drückt den Bissen unter die Mahlzähne, die diesen mechanisch zerkleinern. Dabei vermengt sich der Speisebrei mit Speichel und Schleim der 3 Munddrüsen. Gleichzeitig beginnt die *Vor-*

verdauung der Kohlenhydrate (Brot) durch die im Speichel befindliche Amylase (Ptyalin). Das Geschmacksorgan kontrolliert dabei, ob die Nahrung „gut" ist, ansonsten würde diese durch die Zunge wieder ausgestoßen. Beim Schluckakt passiert der nun zerkleinerte, naß-schlüpfrige Nahrungsbrei den Schlund und die Speiseröhre. Im Magen wird der Aufteilungsprozeß der Nahrung durch den Magensaft vervollkommnet.

Der Magensaft besteht aus Wasser, Schleim, Salzen, Salzsäure und Enzymen. Zu den Magenenzymen gehören:

1. Kathepsin, das die Eiweißverdauung einleitet.

2. Pepsine, die unter Einwirkung von Salzsäure aus ihren unwirksamen Vorstufen, den Pepsinogenen, abgespalten werden. Sie zerlegen die Eiweiße in größere Bruchstücke (Polypeptide).

3. Labferment zur Milchgerinnung; wahrscheinlich nur in der Magenschleimhaut des Neugeborenen enthalten.

Salzsäure zerstört Bakterien, fällt Eiweiße, spaltet Pepsinogene zu wirksamem Pepsin, schafft das günstigste pH-Milieu für dessen Wirkung.

In der Magenschleimhaut wird außerdem noch ein Stoff gebildet, der die Aufnahme von Vitamin B_{12} ermöglicht, das für die Reifung der roten Blutkörperchen notwendig ist.

Die Eiweißverdauung: Die in der Bauchspeicheldrüse gebildeten Trypsinogene und Chymotrypsinogene werden durch Einwirkung der von der Dünndarmwand abgesonderten Enterokinase (Enzyme) zu wirksamem Trypsin und Chymotrypsin umgewandelt. Trypsin baut die Polypeptide zu Peptiden ab. Chymotrypsin spaltet die Eiweiße der Milch.

Die Fettverdauung: Die mit der Nahrung aufgenommenen Neutralfette und Cholesterine werden zunächst von den Gallensäuren emulgiert und durch die Lipase des Pankreassaftes in Glyzerin und Fettsäuren gespalten, die im Dünndarm je nach Größe direkt in den Pfortaderkreislauf oder in das Lymphsystem aufgenommen werden. Die Cholinesterase der Bauchspeicheldrüse verbindet Fettsäuren mit Cholin zu resorbierbaren Esterverbindungen.

Die Kohlenhydratverdauung: Die Amylase der Bauchspeicheldrüse verdaut die Stärke zu Dextrinen und Maltose, die dann wie die Saccharose und Laktose durch entsprechende Darmwandfermente in Traubenzucker und einen anderen Zucker zerlegt werden.

Die Harnorgane

Die Harnorgane bestehen aus:
1. den Nieren
2. den ableitenden Harnwegen. Diese sind:
   a) Harnleiter
   b) Harnblase
   c) Harnröhre

Die Nieren haben die Gestalt einer Bohne, sind etwa 10 bis 12 cm lang und haben eine Breite von ca. 6 cm. Ihr Gewicht beträgt ungefähr 150 Gramm. Ihre Farbe ist dunkel-rotbraun. Sie liegen rechts und links der Wirbelsäule in der Höhe der untersten Rippen. Ihre Lage ist verhältnismäßig ungeschützt, sie werden nur von der Rückenmuskulatur nach außen überdeckt.

Die Niere hat eine Mark- und eine Rindenschicht. In der Rindenschicht liegen die Malpighischen Körperchen, die von den Drüsenzellen der Nieren umgeben sind. Die Harnkanäle liegen zum größten Teil in der Markschicht und ziehen gegen das Nierenbecken zu, sie münden an den Nierenkelchen. Die Harnkanäle sind von Kapillaren umsponnen, in ihnen erfolgt die Absonderung des Harns aus dem Blut. Die Blutgefäße treten an der Nierenwurzel ein und verlassen dort auch wieder die Nieren. Das Nierenbecken ist ein sackartiges Gebilde, das in der Nierenwurzel liegt, nach unten geht es in die *Harnleiter* über. Diese sind dünne Schläuche, die den Harn in die Harnblase leiten. Die Harnblase liegt in der vorderen Beckengegend, sie faßt etwa ½ l Harn. Sie hat drei Öffnungen, an der Rückseite die beiden Öffnungen der Harnleiter, durch welche ständig Harn in die Harnblase fließt. Am Blasengrund liegt die Harnröhrenöffnung, welche durch einen ringförmigen Schließmuskel geöffnet und geschlossen werden kann. Die Harnblase besteht aus Bindegewebe und glatter Muskulatur, welche durch Zusammenziehung die Blase entleert. *Die Harnröhre* leitet den Harn von der Blase nach außen. Sie ist bei Mann und Frau verschieden lang. Die männliche Harnröhre ist 20 bis 25 cm lang und mündet in die Spitze des männlichen Gliedes. Bei der Frau ist sie nur 3—4 cm lang und mündet vor dem Scheideneingang.

Die Nieren haben die Aufgabe die Abbauprodukte des Eiweißstoffwechsels aus dem Blut zu entfernen. Harnleiter, Harnblase und Harnröhre leiten den Harn nach außen und scheiden ihn aus.

Der Harn ist eine normalerweise klare gelbliche Flüssigkeit. Er besteht aus Wasser, Harnstoff, Harnsäure und harnsauren Salzen, Harnfarbstoff und Harnsalzen. Durchschnittlich sondert der Mensch 1 bis 1 ½ l Harn im Tag ab.

Daten zur Zeichnung: Harnorgane

1 = Niere, 2 = Harnleiter, 3 = Blase, 4 = Harnröhre, 5 = Blutgefäße, 6 = Blasenschließmuskel.

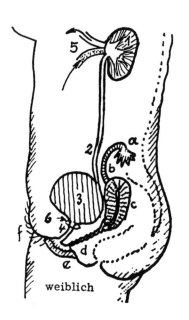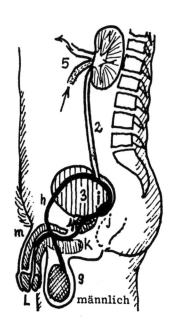

Daten zur Zeichnung: Geschlechtsorgane

weiblich: a = Eierstock, b = Eileiter, c = Gebärmutter, d = Scheide, e = Schamlippen, f = Schamhaare

männlich: g = Hoden, h = Samenleiter, i = Samenblase, j = Vorsteherdrüse, k = Schwellkörper, l = Eichel, m = Glied.

Die Geschlechtsorgane

Die Kenntnis vom anatomischen Aufbau und der Funktion der männlichen und weiblichen Geschlechtsorgane ist für die Kosmetikerin deshalb wichtig, da diese Organe in der Entwicklung des Knaben zum Manne bzw. des Mädchens zur Frau eine ausschlaggebende Rolle spielen und Fehlfunktionen dieser Organe sich im Hautbild abzeichnen. Es sei hier nur an die Akne, das Chloasma virginum, Chloasma uterinum, Über- und Unterbehaarung erinnert. Auch über die speziellen weiblichen Geschlechtshormone wie Gelbkörper- und Follikelhormon, Menstruation, Schwangerschaft und Geburt sollte die Kosmetikerin, die vorwiegend an weiblichem Klientel arbeitet, Bescheid wissen.

Die *männlichen* Geschlechtsorgane bestehen aus:

1. Hoden und Nebenhoden
2. Samenleiter und Samenblase
3. Vorsteherdrüse (Prostata)
4. dem männlichen Glied

Die *Hoden* sind zwei im Hodensack liegende Drüsen, welche die Samenfäden erzeugen. Die Hoden sind bifunktionelle Drüsen, welche neben den nach außen abgegebenen Samenfäden auch die männlichen Geschlechtshormone — die Androgene — direkt an das Blut abgeben. Die Androgene stimulieren die sekundären männlichen Geschlechtsmerkmale. Die männlichen Sexualhormone sind den weiblichen Geschlechtshormonen chemisch nahe verwandt. Das *Testosteron* prägt die spezifisch männlichen körperlichen und seelischen Eigenschaften. Es regt das Wachstum der Prostata und der Samenblase an, bewirkt die Steigerung der Potenz und hat, ähnlich wie das Gelbkörperhormon bei der Frau, Sekretionswirkung.

Die *Samenzelle* ist fadenförmig und ist $1/20$ mm groß. Sie besteht aus Kopf, Mittelstück und Schwanz. Der Kopf des Samenfadens entspricht dem Zellkern. Der Samenfaden bewegt sich durch schlagende Bewegungen des Schwanzstücks vorwärts. Bei der Befruchtung werden etwa 200 Millionen Samenfäden ausgestoßen, aber nur ein einziger Samenfaden kann die weibliche Eizelle befruchten.

Das männliche Glied besteht aus zwei Schwellkörpern und der Harnröhre.

Die *weiblichen* Geschlechtsorgane bestehen aus:

1. Eierstock (Ovarium)
2. Eileiter
3. Gebärmutter (Uterus)
4. Scheide
5. den äußeren Geschlechtsteilen

Die Frau hat 2 Eierstöcke (Ovarien), welche rechts und links der Gebärmutter im kleinen Becken liegen. Es sind walnußgroße rundliche Drüsenkörper (Keimdrüsen). Die Eierstöcke sind bifunktionelle Drüsen: Sekretorisch bilden sie das Ei, inkretorisch das Gelbkörper- und Follikelhormon, welche direkt an das Blut abgegeben werden.

Die Eizelle wird im Eierstock im Graafschen Follikel gebildet, und zwar bis etwa zum 12. bis 14. Tag nach Eintritt der Menstruation. Die Zahl der Eikeime in den Eierstöcken beträgt etwa 40 000. Die weibliche Eizelle ist die größte Zelle im menschlichen Körper. Sie hat einen Durchmesser von 0,2 mm — also eine wahre Riesenzelle.

Die beiden *Eileiter* sind bleistiftdünne röhrenförmige Gebilde von 10 bis 15 cm Länge, welche an ihrem Ende zahlreiche zottenförmige Auswüchse haben (Fimbrien). Diese umschließen die Eierstöcke. Die Eileiter münden rechts und links in die Gebärmutter. Sie sind mit Flimmerepithel ausgekleidet, mittels deren Bewegung das Ei in die Gebärmutter transportiert wird.

Die *Gebärmutter* ist ein birnenförmiger Hohlmuskel, der aus glatter Muskulatur besteht. Sie wird in Gebärmutterkörper, Gebärmutterhals und Muttermund eingeteilt.

Die *Scheide* ist ein muskulöses Rohr, welche die Verbindung zwischen den äußeren Genitalien und der Gebärmutter herstellt. Sie ist mit Schleimhautepithel ausgekleidet. Das Scheidemilieu ist schwach sauer.

Die *äußeren Geschlechtsteile* der Frau bestehen aus den großen und kleinen Schamlippen und dem Kitzler (Clitoris).

Follikel- und Gelbkörperhormon

Das *Follikelhormon* entsteht im Graafschen Follikel des Eierstocks (Ovarium). Es hat genitale und extragenitale Wirkungen. *Die genitalen Wirkungen* des Follikelhormons sind:

Aufbau der Gebärmutter, der Eileiter, der Gebärmutterschleimhaut und der Scheidenschleimhaut, erhöhte Durchblutung der Eileiter, echtes Wachstum der Gebärmutter, Regulierung der normalen Bakterienflora in der Scheide, Vermehrung des Milchgangsystems, hemmend auf die Ausschüttung des Laktationshormons auf dem Wege über die Hypophyse, deren oberstes Schaltsystem das Zwischenhirn ist. Allgemein kann man das Follikelhormon als ein Aufbau- und Wachstumshormon bezeichnen. Es ist im 28-Tage-Zyklus der Frau vom 1. bis 14. Tage wirksam.

Die *extragenitalen* Wirkungen des Follikelhormons sind: Anregung der Durchblutung und Erweiterung der Gefäße, speziell hyperämisierend auf die Hirngefäße, die Herzkranzgefäße und die Bauchorgane. Es hat Einfluß auf die Beweglichkeit der Gallenblase, löst Verkrampfungen der glatten Muskulatur, beeinflußt den Haarwuchs der Frau, und bewirkt eine allgemeine Leistungssteigerung.

Das *Gelbkörperhormon* wird durch den Gelbkörper (Corpus luteum) produziert, der sich nach dem Eisprung, d. h. nach der Lösung des Eies aus dem Eierstock, in dem dadurch entstandenen Hohlraum bildet. Es hat im Gegensatz zum Follikelhormon nur *genitale* Wirkungen: Es bereitet die Gebärmutterschleimhaut auf die Einnistung des Eies vor, d. h. es überführt die Gebärmutterschleimhaut in das Sekretionsstadium. Wird das Ei nicht befruchtet, so bildet sich der Gelbkörper im Eierstock zurück. Damit hört die Gelbkörperhormonproduktion auf, und die Schleimhaut der Gebärmutter wird zusammen mit dem nicht befruchteten Ei ausgestoßen. Diese Ausscheidung geht unter Blutungen vor sich. Man nennt sie *Menstruation* (lat. Mens = Monat) oder Periode, da sie sich innerhalb von 28 Tagen periodisch wiederholt.

Der Eintritt der Periode zwischen dem 11. und 15. Lebensjahr nennt man Menarche, das Aufhören der Periode zwischen dem 40. und 50. Lebensjahr nennt man Menopause, mit ihr beginnt das Klimakterium (Wechseljahre). Der Beginn der Menstruation besagt, daß im Eierstock befruchtungsfähige Eier gebildet werden.

Im Klimakterium bilden sich Follikel- und Gelbkörperhormon zurück und versiegen schließlich ganz. Es werden keine befruchtungsfähigen Eier mehr gebildet.

Befruchtung, Schwangerschaft und Geburt

Das reife Ei durchstößt die Follikelwand und springt in die freie Bauchhöhle, dies geschieht etwa zwischen dem 12. und 14. Tag nach Eintritt der Menstruation. Aus der Bauchhöhle wird es von den Fimbrien des Eileiters in diesen hineingestrudelt. Der männliche Samen gelangt auf dem Weg über die Scheide, Muttermund, Gebärmutterhals und Gebärmutter in den Eileiter. Dort vereinigen sich Samenzelle und Eizelle zur Keimzelle. Die Samenzelle benötigt etwa 4 bis 5 Stunden für diesen Weg bis zum Ei. Millionen Samenzellen streben dem Ei zu. Ist die erste Samenzelle an der Eihaut angelangt, so wirft sie vor dem Eindringen in diese die Geisel, durch deren Bewegung sie sich fortbewegt, ab und durchstößt die Eihaut. Im gleichen Moment verdichtet sich die Eihaut so stark, daß es den übrigen Samenzellen nicht mehr gelingt in das Ei einzudringen. Hat die Samenzelle die Eihaut durchstoßen, so strebt sie sofort dem Mittelpunkt der Eizelle — dem Zellkern — zu. In etwa 5 Minuten hat sie diesen erreicht, und nun vereinen sich die Chromosomen der männlichen Samenzelle mit denen der weiblichen Eizelle, werden mütterliche und väterliche Eigenschaften in der neuen Keimzelle vereinigt. Die reife Eizelle und die reife Samenzelle enthalten nur je 24 Chromosomen, davon sind je 2 die Geschlechtschromosomen, sodaß die Keimzelle wiederum 48 Chromosomen enthält. Diese Reifeteilung der Geschlechtszellen nennt man Reduktionsteilung. Die weibliche Eizelle hat zwei X-Chromosomen, die männliche Samenzelle ein X- und ein Y-Chromosom. Vereinigen sich das eine X-Chromosom der weiblichen Eizelle mit dem X-Chromosom der männlichen Samenzelle so wird das Kind ein Mädchen, vereinigt sich das X-Chromosom der Eizelle mit dem Y-Chromosom der Samenzelle, so wird das Kind ein Junge.

Kaum hat sich die neue Keimzelle gebildet, so beginnt sie sich zu teilen. Zuerst bildet sich eine Zellkugel, diese öffnet sich an 2 Seiten und wird zum Zellrohr, dieses flacht immer mehr ab und wird zur Keimsohle. Daraus bilden sich 2 Keimblätter, die in der Mitte durch einen Achsenstrang verbunden sind. Aus dem Achsenstrang wächst das dritte Keimblatt. Das obere Keimblatt rollt sich zu einem kleinen Rohr — dem Nervenrohr — wuchert weiter, rollt sich nach unten und umschließt das mittlere und untere Keimblatt. Es ist das *Hautrohr*. Nervenrohr und Hautrohr entstammen also dem selben Keimblatt, vielleicht erklärt das die Tatsache, daß Haut und Nervensystem in enger Wechselbeziehung zueinander stehen. Das untere Keimblatt bildet ebenfalls ein Rohr — das Verdauungsrohr. Das mittlere Keimblatt bildet alle flüssigen, halbfesten und festen Gewebe des Körpers wie Blut, Lymphe, Knorpel, Knochen. Es verzweigt sich überall im Körper, umschließt das Nervenrohr z. B. als Schädel und Rückgrat, den oberen Teil des Verdauungsrohrs als Rippen bzw. Brustkorb, bildet die Extremitäten etc.

Nach der Befruchtung bildet sich der Gelbkörper im Eierstock zum Schwangerschaftsgelbkörper um, welcher nun das Schangerschaftsgelbkörperhormon produziert. Von diesem Augenblick an hat das Schwangerschaftsgelbkörperhormon folgende Aufgaben: Ruhigstellung der Gebärmutter, d. h. die Verhinderung der Kontraktion der Gebärmuttermuskulatur — die Gebärmutter wird weich und entspannt. Um die Keimzelle bildet es eine Schutzhülle, man nimmt an, daß diese die Keimzelle auf ihrer Wanderung vom Eileiter in die Gebärmutter (2—3 Tage) ernährt. Neue Follikelheranreifungen werden verhindert, und damit können keine neuen Eisprünge erfolgen.

Zu Beginn der Schwangerschaft wird eine neue inkretorische Drüse — die Placenta — oder Mutterkuchen — durch dem mütterlichen Anteil und dem Keimlingsanteil gebildet. Im 4. bis 5. Schwangerschaftsmonat übernimmt die Placenta die Bildung der Geschlechtshormone. Der Schwangerschaftsgelbkörper im Eierstock bildet sich zurück, und die Gelbkörperhormonproduktion hört damit auf.

Nach 9 Monaten ist der Follikelhormonspiegel im Blut so hoch angestiegen, daß die Kontraktilität der Gebärmutter wieder beginnt. Damit werden die Wehen ausgelöst, und die Geburt beginnt. Nachdem das Kind und die Placenta ausgestoßen sind, sinkt der Follikelhormonspiegel rapide ab. Damit ist die Hemmung auf die Ausschüttung des Laktationshormons der Hypophyse aufgehoben. Diese bringt nun das Laktationshormon in die Blutbahn, von da aus zu seinem Wirkungsbereich, nämlich in die weibliche Brustmilchdrüse. Die Produktion der Milch beginnt.

Bis diese Entwicklung abgeschlossen ist, d. h. von der Geburt bis zur vollen Stillfähigkeit können 3 Tage vergehen. Erst nach dieser Zeit sind die meisten Frauen voll stillfähig.

Mit dem 7. Monat ist das Kind lebensfähig, da das Wachstum abgeschlossen ist. Wird das Kind zwischen dem 7. und 9. Monat geboren, so spricht man von Frühgeburt.

Wird ein nicht lebensfähiges Kind vor diesem Zeitpunkt geboren, so spricht man von Abortus oder Fehlgeburt.

Der Embryo wächst pro Monat etwa 5 cm. Den Geburtstermin errechnet man folgendermaßen: Erster Tag der letzten Menstruation, abzüglich 3 Monate, zuzüglich 7 Tage.

Das Nervensystem

Das Nervensystem unterteilt sich in:

1. *Zentrales* Nervensystem = Großhirn mit Kleinhirn, den zwölf Hirnnerven und Rückenmark.
2. *Peripheres* Nervensystem = sensible und motorische Nervenbahnen mit den Nervenendapparaten und den Ganglien (= Umschaltstellen).
3. *Autonomes* Nervensystem = Sympathikus, Parasympathikus, Ganglien der 2 Grenzstränge.

Großhirn und *Kleinhirn* liegen in der Schädelhöhle. Sie bestehen aus Nervenzellen und Nervenfasern. Erstere liegen außen (graue Substanz), letztere innen (weiße Substanz). Die Hirnoberfläche zeigt viele Windungen. Im *Großhirn* befinden sich die „seelischen" d. h. die Empfindungs- und Gefühls-Zentren. Hier werden die Empfindungen der Sinne bewußt und die willkürlichen Bewegungen ausgelöst. Im *Kleinhirn* liegt das Atmungszentrum, die Zentren der Herztätigkeit und Kreislauffunktion, also lauter Funktionszentren. Das Gehirn ist von 3 Häuten umhüllt, seine Höhlen sind mit Hirnwasser gefüllt. Aus der Unterseite des Hirns treten *12 Hirnnervenpaare* aus, deren wichtigste für die Kosmetikerin die auf Seite 56 aufgeführten sein dürften.

Das *Rückenmark* befindet sich im *Rückenmarkkanal,* der durch die Wirbelbögen gebildet wird. Es besteht ebenfalls aus Nervenzellen und Nervenfasern, deren Organisation umgekehrt wie im Hirn ist. Die graue Substanz (Nervenzellen) sind innen, die weiße Substanz (Nervenfasern) sind außen. Auch das Rückenmark ist durch Häute und Flüssigkeit besonders geschützt.

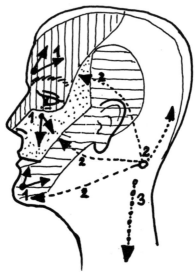

1 = Nervus Trigeminus = dreigeteilter Nerv (sensibel)
2 = Nervus Facialis = Gesichtsnerv (motorisch)
3 = Nervus Vagus = herumschweifender Nerv, auch Parasympathikus genannt

Die *Nervenbahnen* oder Nervenstränge sind Leitungen an deren Anfang (am Rückenmark) ein *Ganglion* liegt und an deren peripheren Enden sich die *Nervenendapparate* befinden. Als „sensible" also Empfindungsnerven nehmen sie mit den Nervenendapparaten Umweltreize (wie Kälte, Wärme, Druck etc.) auf und leiten diese „zentripetal" zum zentralen Nervensystem. Als „motorische", d. h. Bewegungsnerven leiten sie Reize vom zentralen Nervensystem „zentrifugal" zum Endapparat der Nerven — z. B. in die Muskeln. *31 Nervenpaare* verlassen durch die Zwischenwirbellöcher das Rückenmark. Im oberen Teil vereinen sie sich zu den 2 *Armgeflechten* und versorgen den Hals, im mittleren Teil versorgen sie den Rumpf, und im unteren Teil vereinen sie sich zu den 2 *Beingeflechten* mit dem Hauptnerv Ischiadicus.

„*Autonomes*" oder „*vegetatives*" heißt selbständiges Nervensystem. Nervenstränge, Ganglien und Nervenendapparate dieses autonomen Nervensystems sind über den ganzen Organismus verteilt. Die Konzentration der autonomen Ganglien beiderseits des Rückenmarks bezeichnet man als Grenzstränge. Es gibt 2 Arten von autonomen Nerven: den *Sympathikus* und den *Parasympathikus*. Diese zwei Gegenspieler-Nerven (der eine davon ist der 12. Hirnnerv Vagus) steuern alle unserem Willen *nicht* untergeordneten Funktionen im Körper, z. B. Blutgefäßspiel, Darmperistaltik, Drüsentätigkeit etc. Diese autonomen Nervenfunktionen dürften zweifellos den weitaus größten Teil aller im Körper ablaufenden Nervenvorgänge ausmachen.

Das Zusammenwirken der drei Nervensysteme erkennt man am folgenden Beispiel: Eine Frau berührt aus Versehen die noch eingeschaltete elektrische Kochplatte. Die überstarken Empfindungsreize an Wärme- und Schmerzpunkten der Handhaut rufen eine „Reflexbewegung" hervor, d. h. der über die sensiblen Nervenbahnen zum Rückenmarkganglion geleitete *überstarke Reiz* springt sofort direkt auf die motorischen Nervenbahnen über und alarmiert alle Muskeln zu einer *unkon-*

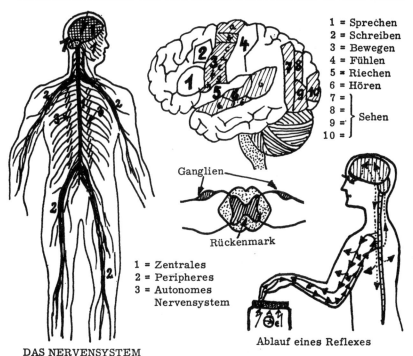

DAS NERVENSYSTEM

trollierten Rückbewegung. Dieser Vorgang spielt sich im peripheren Nervensystem ab. Erst in der Folge gehen die Wärme- und Schmerzpunktreize über das Rückenmark zum Großgehirn, — hier werden diese Reize als „Hitze" und „Schmerz" bewußt. Nach dem Denkprozeß gibt das Gehirn Befehl an das motorische Zentrum, die Platte auszuschalten. Über die motorischen Bahnen setzen sich nun die Muskeln kontrolliert in Bewegung, deren Arbeit durch die Sinnesorgane Auge und Gehör geleitet werden. — Damit die Muskeln arbeiten können, müssen sie mit Blut d. h. Nährstoffen versorgt werden. Damit die verbrannten Epithelzellen der Hand wieder ersetzt werden können, müssen in erhöhtem Maße Aufbaustoffe wie Eiweiß etc. herangeschafft werden. Alle diese Funktionen steuert das autonome Nervensystem unbewußt. Das Zurückzucken unmittelbar nach der Berührung der Heizplatte stellt eine *unkontrollierte* oder *reflektorische,* und die danach erfolgte Ausschaltung der Heizplatte eine *kontrollierte* Nervensystem-Funktion dar.

Die Hormondrüsen
oder das inkretorische Drüsensystem

Neben dem Nervensystem hat der menschliche Organismus noch ein zweites *Steuerungssystem:* den inkretorischen Drüsenapparat, — die *Hormondrüsen.* Diese Drüsen produzieren *lebenswichtige Wirkstoffe,* deren Einflüsse auf die Lebensvorgänge im Menschen zwar schon

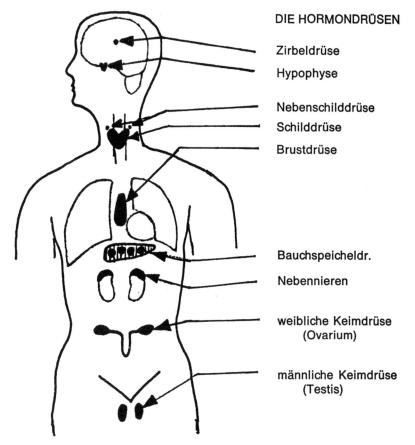

DIE HORMONDRÜSEN

Zirbeldrüse

Hypophyse

Nebenschilddrüse

Schilddrüse

Brustdrüse

Bauchspeicheldr.

Nebennieren

weibliche Keimdrüse
(Ovarium)

männliche Keimdrüse
(Testis)

lange vermutet, aber als solche erst 1894 durch den Göttinger Berthold erkannt und nachgewiesen wurden. Gegenwärtig nimmt das Wissen um diese Hormone in der gesamten Biologie einen beachtlichen Platz ein. In der Kosmetik beanspruchen die hormonalen Wirkstoffe ebenfalls einen großen Raum auf dem Gebiete der Präparateanwendung.

Das Wort *Hormon* kommt aus dem griechischen Wort „hormao" = antreiben oder anregen. Die menschlichen (und natürlich auch tierischen) Hormone werden von den über den ganzen Körper verteilten Hormondrüsen produziert. Sie beeinflussen entscheidend fast alle Lebensäußerungen des Menschen von der Zellwerdung bis zum Tode. Alle Hormondrüsen geben ihre Hormone direkt an das Blut ab. Auf dem Weg über die Blutbahnen gelangen diese an den Ort ihrer Wirkung.

Die *Hormondrüsen* des Menschen sind:

1. Die *Hirnanhangdrüse* = Hypophyse. Erbsengroß in der Schädelbasis (Türkensattel) gelegen, durch einen Stiel direkt mit dem Großhirn verbunden. Sie ist das *zentrale Steuerungsorgan* für alle Hormondrüsen und produziert 12 verschiedene Hormone. Diese Hormone wirken auf die Keimdrüsen, das Knochenwachstum, den Wasserhaushalt, die Schwangerschaft etc. Die Hypophyse wird auch die „Drüse aller Drüsen" genannt.

2. Die *Zirbeldrüse* = Epiphyse liegt etwa linsengroß in der Mitte des Großhirns. Ihr Hormon ist an der Steuerung der Keimdrüsen beteiligt. — Bei Funktionsstörung: Frühreife oder Geschlechtsunterentwicklung.

3. Die *Schilddrüse* = Glandula thyreoidea bildet insgesamt 3 Hormone, zwei jodhaltige Hormone — das Thyroxin und Trijodthyronin — das dritte Hormon ist das Calcitonin, welches zusammen mit dem Hormon der Nebenschilddrüsen — dem Parathormon — den Kalziumstoffwechsel regelt. Die Schilddrüse ist zweilappig wie ein Schmetterling vor dem Kehlkopf gelegen. Ihre Gewebswucherung bildet den *Kropf*. Ihre Erkrankung mit Funktionsstörungen ist die *Basedow'sche Krankheit,* eine Stoffwechselstörung mit erheblichen kosmetischen und das Allgemeinbefinden störenden Schäden. Bei Überfunktion: Magerkeit, Nervosität, Glotzaugen, bei Unterfunktion: Fettsucht, Temperamentlosigkeit, Intelligenzverminderung.

4. Die *Nebenschilddrüsen* = Glandulae parathyreoideae. Weizenkorngroß sitzen beiderseits auf den Schilddrüsenlappen. Ihr Hormon steuert den *Mineralstoffwechsel* im Organismus, d. h. Kalzium und Natrium werden im Gleichgewicht gehalten. Kalzium wirkt beruhigend und Natrium anregend auf die Nervenzellen.

5. Der Thymus liegt hinter dem Brustbein. Er steuert das *Wachstum* des Menschen und degeneriert, wenn dieses abgeschlossen ist.

6. Die *Bauchspeicheldrüse* = das Pankreas ist eine Drüse mit verschiedenen Funktionen. Sie produziert den Bauchspeicheldrüsensaft

(siehe Verdauung) und außerdem die Hormone Insulin (B-Zellen) und Glukagon (A-Zellen). Diese Hormone werden in den Langerhansschen Inseln produziert und direkt in die Blutbahn abgegeben. Glukagon und Adrenalin sind die Gegenspieler des Insulins. Als Störung in der Insulinproduktion ist die Zuckerkrankheit (Diabetes) aufzufassen.

7. Die *Nebennieren* = Corpora suprarenalia sitzen kappenartig oben auf den Nieren. Sie produzieren in ihrer Rinde über 40 Corticosteroide, die man in 3 Gruppen einteilt: Mineralcorticoide (z. B. Aldosteron) regulieren den Mineralstoffwechsel. Glucocorticoide (z. B. Cortisol = Hydrocortison) regulieren den Kohlenhydratstoffwechsel, fördern den Glycogenaufbau, die Zuckerneubildung aus Eiweiß und haben entzündungswidrige, antiallergische Eigenschaften. Androcorticoide bewirken den Wachstumsschub der Mädchen in der Pubertät, haben einen Einfluß auf die weibliche Sexualbehaarung und den Eiweißstoffwechsel.

Das Nebennierenmark ist der Bildungsort der Hormone Adrenalin und Noradrenalin. Adrenalin erregt das sympathische Nervensystem, erhöht die Pulsfrequenz und den systolischen Blutdruck, führt zur Aufrichtung der Haarmuskeln, steigert den Grundumsatz durch Sauerstoffverbrauch und mobilisiert die Glycogenreserven der Leber.

8. Die *Keimdrüsen* = (Ovarien = Eierstöcke der Frau / Testes = Hoden des Mannes). Sie produzieren neben der Eizelle (Ovum = Ei bei der Frau; Spermien = männl. Samenzellen) sehr wirkungsvolle Hormone, die bereits in der Embryonalzeit das Geschlecht entscheiden, später die *Entwicklung* zum Weibe und zum Manne bestimmen und für die *Ausbildung der Geschlechtsmerkmale* sorgen. Die Keimdrüsen sind ebenfalls bifunktionelle Drüsen. (Siehe Kapitel „Geschlechtsorgane".)

Die Sinnesorgane
Diese interessieren die Kosmetikerin deshalb besonders, weil sie sich 1) in der dekorativen Kosmetik mit dem *Auge* und seiner Umgebung, 2) in der plastischen bzw. chirurgischen Kosmetik mit dem äußeren *Ohr* und 3) in der präparativen Kosmetik mit dem *Geruchssinn* beschäftigt. *Das Auge* oder Sehorgan liegt in den knöchernen *Augenhöhlen*. Es ist kugelförmig, in Fettpolstern gelagert und wird von verschiedenen Muskeln gesteuert. Seine anatomische Daten sind am geordnetsten an Hand der Skizze zu ersehen. *Der Sehvorgang* erklärt sich etwa wie folgt: Die Linse sammelt die unterschiedlichen Lichtstrahlen und projiziert sie auf die Nervenzellen der Netzhaut. Diese werden dadurch mehr oder weniger gereizt. Diese differenzierten Reize gehen über sensible Nervenbahnen direkt in das *Sehzentrum* des Großhirns und bewirken hier die „Bildvorstellung". Der „Augenausdruck" wird nicht vom Auge selbst, sondern von seiner Umgebung bestimmt. Daraus ergibt

sich, daß die Kosmetikerin *Augenbrauen, Augenwimpern* und *Augenlider* besonders beachtet und behandelt.

Daten zur Zeichnung: Das Auge

1 = Lederhaut, 2 = Aderhaut, 3 = Netzhaut, 4 = Bindehaut, 5 = Hornhaut, 6 = Linse, 7 = Regenbogenhaut, 8 = Glaskörper, 9 = Augenmuskel, 10 = Nerv, 11 = blinder Fleck.

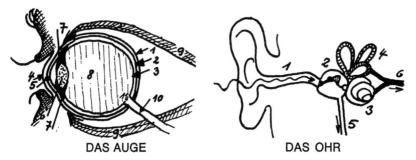

DAS AUGE DAS OHR

Daten zur Zeichnung: Das Ohr

1 = Äußeres Ohr mit Gehörgang, 2 = Mittleres Ohr mit Trommelfell sowie Hammer, Amboß und Steigbügel, 3 = Inneres Ohr mit Schnecke, 4 = Gleichgewichtsorgan, 5 = Röhre zur Mundhöhle, 6 = Gehörnerv.

Das Ohr oder Hörorgan unterteilt sich in das *äußere, mittlere* und *innere Ohr.* Die Plastik der *Ohrmuschel,* d. h. des sichtbaren Teiles des äußeren Ohres interessiert kosmetisch deshalb sehr, weil seine Mißbildungen das Gesamtbild des Kopfes sehr beeinflussen. – Die anatomischen Daten ergeben sich aus der Zeichnung. *Das Hören* ergibt sich wie folgt: Die Schallwellen werden durch die Ohrmuschel aufgefangen und durch den *Gehörgang* zum *Trommelfell* geleitet. Dadurch „schwingt" dieses. Diese Schwingungen übertragen sich über *Hammer, Amboß* und *Steigbügel des mittleren Ohres* auf den *Gehörsack des inneren Ohres,* dessen Flüssigkeit dadurch leicht „geschüttelt" wird. Diese Schüttelung reizt die Nervenendapparate des *Gehörnervs* an der *Schnecke.* Diese Reize werden über das *Gehörzentrum* des Großhirns „bewußt". Mit dem Hörorgan ist auch das *Gleichgewichtsorgan* gekoppelt, dessen Funktionskenntnis die Kosmetikerin aber weniger interessieren dürfte.

Das Geruchsorgan ist gekoppelt mit dem *Geschmacksorgan,* dessen Lage und Aufgabe bereits beim Verdauungssystem erwähnt wurden und dessen verhältnismäßig nur grobe Differenzierungsfähigkeit erst durch die Mitwirkung des Geruchsorgans ergänzt wird. Unser Riechorgan befindet sich im ersten Teil der Nasenschleimhaut und besteht aus einer *Riechschleimhaut* in der *Riechnerven* und *Riech-Sinneszellen*

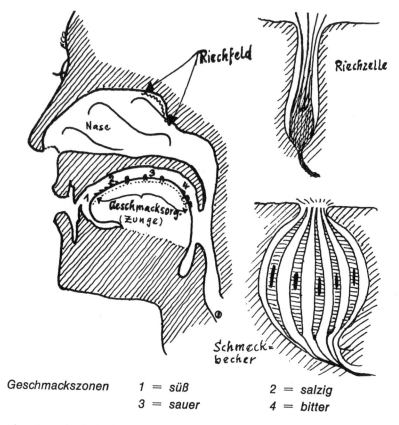

Geschmackszonen 1 = süß 2 = salzig
                 3 = sauer 4 = bitter

eingelagert sind. An diesen Riechzellen befinden sich haarähnliche Gebilde, an die die Moleküle des betreffenden „Geruches" anstoßen.

Diesen Anprallreiz leitet der Geruchsnerv zum *Riechzentrum* des Großhirns. So wird es verständlich, daß nur ätherische Substanzen „gerochen" werden können. So wird es auch verständlich, daß die Gerüche sowohl von außen über die Nase, als auch innen vom Hals-Nasen-Rachenraum herkommen können (Blumengeruch, Kaffeegeschmack, Speisengeschmack).

Alle Sinnesorgane sind mehr oder weniger „begabt" veranlagt und können im Leben gebildet oder vernachlässigt werden.

Die Haut als wichtigstes Sinnesorgan wurde bereits im Kapitel Haut besprochen. Sie ist auch bei Ausfall des Sehorgans, mittels ihrer Tastkörperchen, Ersatzorgan für die Raumorientierung, für das Lesen und Erkennen von Gegenständen.

Wissenswertes über die

Kosmetische Chirurgie

Lifting oder Gesichtsspannung

Augenlidplastik

Ohrenplastik

Lippenplastik

Nasenkorrektur

Brustplastik

Bauchplastiken

Beinplastiken

Kosmetische Chirurgie

Die kosmetische Chirurgie ist schon seit Jahren nicht mehr als Luxus anzusehen, vielmehr als ein Faktor im Leben jeder alternden Frau, die, aus welchen Gründen es auch sein mag, die Verpflichtung hat jünger und besser auszusehen als es ihrem Alter entspricht. Dies gilt vor allem für die berufstätige Frau, aber auch jede andere Frau hat das Recht und die Pflicht ihr jugendliches Aussehen so lange wie möglich zu bewahren und, wenn dies nicht mehr durch kosmetische Pflege allein möglich ist, sich der geübten Hand des kosmetischen Chirurgen anzuvertrauen.

Bei allen kosmetischen Operationen im Bereiche des Gesichtes können nur Altersfalten entfernt werden. Mimische Falten werden durch eine Operation nur für kurze Zeit gebessert. Die Einkerbung der Haut bleibt immer bestehen, deren Vertiefung nach der Operation schnell wieder zunimmt, weil sie ja mimisch bedingt ist.

Es gibt neben den *verjüngenden* Operationen, zu denen

1. das LIFTING = Gesichtsspannung
2. die OBERLIDPLASTIK
3. die UNTERLIDPLASTIK
4. die HALSRAFFUNG
5. die STIRNFALTEN-KORREKTUR

gehören, auch noch andere kosmetische Operationen, die keinen verjüngenden, sondern *korrigierenden* und *verschönernden* Zwecken dienen.

Dies gilt:

1. für die NASENPLASTIK oder NASENKORREKTUR
2. für das ANLEGEN ABSTEHENDER OHREN
3. für das VERKLEINERN ZU GROSSER OHREN
4. für die LIPPENPLASTIK

Weitere ästhetische Operationen sind:

1. die Brustplastiken
2. die Bauchplastiken
3. die Oberschenkelplastiken

Jede Kosmetikerin muß über kosmetische Operationen Bescheid wissen, um der Kundin, die sie um Rat fragt, erschöpfende Auskunft geben zu können.

Das Face-Lifting

Ein *Lifting* (engl. heben) entfernt Altersfalten an Stirn, Wangen und Hals, verjüngt das Gesicht etwa um 7–10 Jahre. Die Operation wird in der *Klinik durchgeführt,* wie jede andere Operation auch. Die *Narkose* erfolgt durch *Lokalanästhesie* im Dämmerschlaf, oder in Vollnarkose.

Die *Schnitte* verlaufen von oben her etwa in Schläfenhöhe beginnend hinter dem Haaransatz, sind also in jedem Falle völlig unsichtbar. — In der mittleren und unteren Gesichtspartie liegen sie ganz dicht vor und dicht hinter dem Ohr und verlaufen im Haaransatz hinter dem Ohr nach oben. Die *Haut* wird nach der Schnittlegung „unterminiert" und dann gestrafft. Das Haar wird vor der Operation *nicht* abrasiert.

Nach der Operation wird ein turbanartiger Verband angelegt und Bettruhe in Rückenlage mit breiiger Kost verordnet. Ein Krankenhausaufenthalt bis zu 10 Tagen ist anzuraten. Die *Nachschmerzen* sind im Vergleich zur Größe des Eingriffes minimal und bedürfen kaum schmerzstillender Mittel.

Die *Narben* sind zuerst als feine rote Linie sichtbar, verblassen im Laufe einiger Wochen immer mehr und sind bei einer gut ausgeführten Operation später völlig unsichtbar für das Auge des Betrachters.

Ein Lifting verjüngt um 7–10 Jahre und kann öfters wiederholt werden. Wichtig ist, daß die Patientin sich einige Wochen nach der Operation wieder zur Kosmetikerin in Behandlung begibt, damit durch richtige Hautpflege der Effekt der Verjüngungsoperation erhalten bleibt. Mit Gesichtsmassagen, Packungen etc. sollte erst nach etwa 10 Wochen begonnen werden.

Die Halsraffung

Eine Halsraffung wird dann nötig, wenn ein fettreiches, hypertrophisches Doppelkinn oder starke Halshautfalten gegeben sind, deren Beseitigung durch eine Gesichtsspannung nicht erreicht werden kann.

Bei jungen Menschen mit Doppelkinn ist der Operationserfolg gut. Bei älteren Menschen ist der Erfolg unbefriedigend, da nach der Entfernung des Doppelkinns durch einen halbmondförmigen Schnitt unter dem Doppelkinn die Halsfalten umso stärker sichtbar werden. Meistens werden Halsfalten im Zuge des Face-Liftings entfernt. Ist das Gesicht allerdings faltenlos und nur der Hals stark gealtert, so kann ein reines Halslifting vorgenommen werden. Beim Halslifting ist die Schnittführung direkt hinter dem Ohr, oben beginnend um das Ohr nach vorn führend bis zur Knorpelbrücke des Ohres. Unterminierung von der Halsseite bis Unterkiefer-Wangenpartie. Krankenhausaufenthalt unbedingt erforderlich, mindestens 10 Tage. Die Narben werden praktisch unsichtbar.

Stirnfalten-Korrektur

Dabei handelt es sich vorwiegend um die waagerecht über die ganze Stirn mehrfach übereinander verlaufenden Querfalten. — Da diese mimisch bedingt sind, ist der Operationserfolg nur von kurzer Dauer. Der

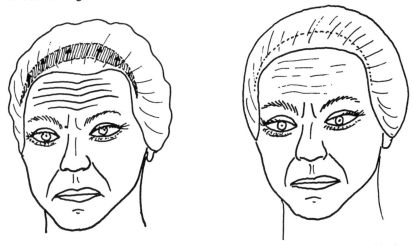

Eingriff müßte praktisch alle paar Jahre wiederholt werden. Die Narbe verläuft dabei unsichtbar in der Haargrenze, nachdem ein ellipsenförmiger Streifen aus der behaarten Kopfhaut entnommen wurde. — Operation wird in Lokalanästhesie ohne Krankenhausaufenthalt durchgeführt.

Die Oberlidplastik

Die *Oberlidplastik* wird bei einem *faltigen überhängenden Oberlid* vorgenommen. Die Operation kann sowohl in *Lokalanästhesie,* als auch in *Vollnarkose* durch intravenöse Einspritzung vorgenommen werden.

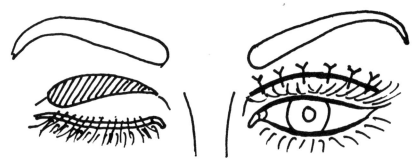

Bei der Oberlidplastik wird aus dem Oberlid die Haut in Form eines horizontal liegenden Tropfens herausgeschnitten, und zwar dergestalt, daß die Spitze des Tropfens gegen den inneren Augenwinkel und die Rundung gegen den äußeren Augenwinkel zu liegt.

Der *Schnitt* wird in die Lidfalte gelegt und ist nach dem Fädenziehen völlig unsichtbar.

Krankenhausaufenthalt für einige Tage ist anzuraten. Die *Nachschmerzen* sind geringfügig. Direkt nach der Operation kommt es zu Ausbildung eines geringen *Blutergusses,* dem durch Anlegung eines Druckverbandes entgegengewirkt wird.

Die Unterlidplastik

Die *Unterlidplastik* wird bei *Altersfalten* und *Tränensäcken* unter dem Auge vorgenommen, wobei bei der Beurteilung Erscheinungen auszuschließen sind, die auf eine innere Erkrankung hinweisen.

Die *Anästhesie* ist die gleiche wie bei der Oberlidplastik.

Die *Schnittführung* verläuft folgendermaßen: Es wird ein Schnitt in etwa 1 mm Entfernung vom Rand des Unterlides gelegt, er verläuft in der Augenfalte etwa ½ Zentimeter über den äußeren Augenwinkel hinaus. Die Verlängerung des Schnittes ist notwendig, um eine völlig glatte und

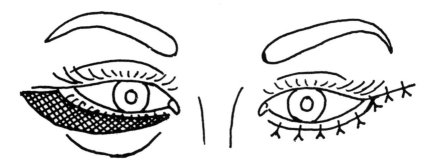

unsichtbar verlaufende Naht zu erhalten. Nach dem Schnitt wird die Haut unterminiert, mit der Pinzette über den unteren Lidrand hochgezogen und was über die untere Wimperngrenze hinausgeht weggeschnitten. Nach der Operation wird *Krankenhausaufenthalt* angeraten. Für 2—3 Stunden wird ein *Druckverband* angelegt, um ein Nachbluten zu verhindern.

„Tränensäcke" = abgesunkenes Fett unter dem Auge, entstehen durch Veranlagung oder durch den Alterungsprozeß. Sie werden im Verlauf einer Unterlidplastik nach dem Abschneiden der Haut mit entfernt. Dabei wird der Augenringmuskel im Faserverlauf getrennt und das Fett entfernt.
Durch Verletzungen, hauptsächlich Verbrennungen, und eventuell auch nach einer Unterlidplastik, bei der zu viel Haut entfernt wurde, kann eine Umstülpung des Lides nach außen zurückbleiben. Die Umstülpung nennt man *Ektropium*. Man wartet etwa 6—8 Wochen, und wenn es dann auch nach geeigneter *leichter Massage* nicht verschwindet, wird ein V-förmiger Schnitt gesetzt, dabei geht das Lid sofort in seine Normallage

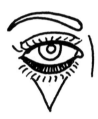 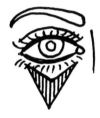 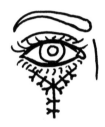

zurück, die Schnittränder klaffen und werden in Y-Form vernäht. Mit dieser Operation kann man fast alle durch Narbenzug oder Verletzung entstandene Ektropien beheben. Es gibt noch eine Reihe von operativen Möglichkeiten, um schwerere Grade eines Ektropiums zu beseitigen. Dies ginge aber über den Rahmen unserer allgemeinen Betrachtung hinaus.

Das Anlegen abstehender Ohren

Sehr viele Menschen werden durch *abstehende Ohren* entstellt, die ihre Ursache in einem zu großen *Ohrknorpel* haben. Die Operation ist völlig gefahrlos. *Krankenhausaufenthalt* ist *nicht* notwendig. Nach Anlegen eines Verbandes ist der Patient absolut fähig nach Hause zu gehen und nur zur *ambulanten Behandlung* den Arzt aufzusuchen.
Die Operation wird in *Lokalanästhesie* durchgeführt. Die *Schnitte* liegen hinter dem Ohr und sind somit unsichtbar. Aus der Ohrmuschel wird von hinten her ein spindelförmiges Stückchen Knorpel herausgenommen, dabei darf die Haut in der Ohrmuschel nicht verletzt werden. Die Haut hinter dem Ohr wird *hantelförmig* ausgeschnitten und vernäht. Man legt diesen Schnitt deshalb hantelförmig, um ein sogenanntes *Löffelohr* zu vermeiden.
Die Fäden werden bei dieser Operation nach 8—10 Tagen gezogen. Ein kleiner *Bluterguß* in der Ohrmuschel verschwindet rasch.
Das günstigste Alter für diese Ohrplastik ist das 14./15. Lebensjahr. Bis dahin ist das Ohr ausgewachsen, der Knorpel aber noch weich, so daß

er sich noch gut schneiden läßt. Bei älteren Menschen ist der Ohrknorpel bereits verhärtet und dadurch das Herausschneiden des spindelförmigen Stückes schwieriger.

Das Verkleinern zu großer Ohren
Das *Verkleinern* zu großer Ohren ist eine Operation, die ebenfalls in *Lokalanästhesie* durchgeführt wird. Bei dieser Operation ist ein *Klinikaufenthalt notwendig*. Beim zu großen Ohr ist die Ohrmuschel – d. h. der eigentliche Ohrkörper zu groß. Bei der Operation bleibt der Ohrrand erhalten, der *Schnitt* bzw. die Naht wird unterhalb des Ohrrandes gelegt und entsprechend der erforderlichen neuen Ohrgröße resultiert eine Naht in S-Form, bei der allerdings die untere Krümmung wegfällt. Die *Narbe* wird ebenfalls, wie die meisten anderen kosmetischen Narben, nach einiger Zeit völlig unsichtbar.

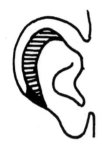 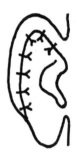

Die Lippenplastik
Eine *Lippenplastik* wird bei *wulstigen Lippen* vorgenommen. Die Operation wird vorwiegend in *Lokalanästhesie* durchgeführt.
Die *Schnittführung* ist unsichtbar. Die Narbe befindet sich an der Innenseite der Lippen. Es wird ein spindelförmiger Schnitt gelegt, horizontal verlaufend, der im Querschnitt keilförmig aussieht.
Bei dieser Operation ist Krankenhausaufenthalt unbedingt erforderlich. Der Patient wird bis zur Abheilung der Narben flüssig ernährt.

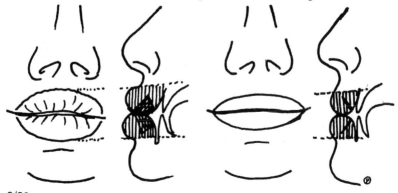

Die Nasenkorrektur

Eine *Nasenkorrektur* kann in 3 Fällen vorgenommen werden.
1. Bei der *Höckernase*
2. bei der *Sattelnase*
3. bei zu *langer Nase.*

Alle 3 Operationen sind als Verschönerungsoperationen anzusehen.

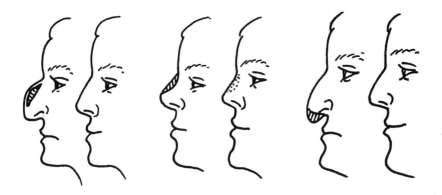

Narkosearten: Lokalanästhesie oder Vollnarkose. Alle *Narben* sind unsichtbar, da die Operationen nur vom Naseninnern her ausgeführt werden.

Bei der *Höckernase* wird der Höcker mittels feinster Feilen oder Sägen abgetragen.

Bei der *Sattelnase* muß eine „Auffütterung" durch *Kunststoff* oder Knochenspan vorgenommen werden. In diesem Falle wird von den meisten Operateuren ein *Gipsverband* angelegt, um ein Verrutschen des aufgesetzten Ersatzteils zu vermeiden und eine störungsfreie Heilung zu gewährleisten.

Bei der *zu langen Nase* muß der weiche Teil der Nasenspitze und evtl. der Knorpel verkürzt werden.

Nach der Operation tritt in jedem Falle eine *stärkere Schwellung* ein, die manchmal erst nach Wochen völlig zurückgeht. *Krankenhausaufenthalt* ist unbedingt erforderlich.

Die Brustplastik

Es gibt 2 Gründe, die eine *Brustplastik* erforderlich machen können:
1. Die *erschlaffte* normalgroße Brust
2. Die *Fettbrust*.
3. Die unterentwickelte Brust

Die beiden erstgenannten Operationen werden immer in Vollnarkose vorgenommen, die letztere kann in Lokalanästhesie und Dämmerschlaf vorgenommen werden.

Bei der erschlafften Brust wird zuerst der Warzenhof kreisförmig umschnitten. Dabei kann auch ein zu großer Warzenhof verkleinert werden. Dann wird ein Schnitt von der Brustwarze abwärts gelegt, die Brusthaut geöffnet und der Brustkörper zusammen mit der umschnittenen Brustwarze herausgelöst. Der Brustkörper wird nach oben verlagert, der Warzenhof im neuen Bett vernäht, die Haut eng um die Brust gelegt und vernäht.

Klinikaufenthalt von etwa 14 bis 16 Tagen ist erforderlich.

Die Fettbrust wird in der gleichen Weise operiert, allerdings müssen bei dieser Operation zusätzlich noch größere Mengen Fett entfernt und eine neue Brustform geschaffen werden. Ein Klinikaufenthalt von 16 Tagen ist mindestens erforderlich.

Eine unterentwickelte Brust zu vergrößern war immer eine teils undankbare, teils gefährliche Aufgabe: Man versuchte körpereigenes Fettgewebe zu übertragen, Plastikeinlagen unter den Brustkörper zu schieben, mit Silikonöl gefüllte brustförmige Säckchen mit einem großen Schnitt an der Unterseite der Brust unter den Brustkörper zu bringen. Alle diese Methoden waren entweder erfolglos, ergaben häßliche Narben, oder bargen die Gefahr einer Embolie, z. B. bei Beschädigung der ölgefüllten Säckchen in sich. Der französische Chirurg Arion hat nun als neueste Methode die Einlage eines mit physiologischer Flüssigkeit — der Gewebeflüssigkeit entsprechend — gefüllten Kunststoffballons zwischen Brustmuskel und Brustkörper durchgeführt und damit sehr gute, gefahrlose Erfolge erzielt. Dabei erfolgt nur eine Lokalanästhesie am Ort der Einbringung des Ballons an der äußeren Brustseite. Nachdem die leere Kunststoffhülle eingelegt ist, wird die von außen mit der Lösung gefüllt bis die gewünschte Brustgröße erreicht ist. Dann wird die Hülle verschlossen und der nur knopflochgroße Schnitt vernäht. Er kann bei Bedarf wieder geöffnet werden, um evtl. neue Flüssigkeit nachzufüllen. Bei einer Verletzung der Brust z. B. durch einen Unfall besteht keine Emboliegefahr, da die auslaufende Flüssigkeit der Gewebeflüssigkeit entspricht. Diese Methode wird von kosmetischen Chirurgen als die modernste und gefahrloseste bezeichnet.

Die Bauchplastiken

1. Die Operation des sogenannten „Kugelbauches", einer lokalen Fettansammlung um den Nabel herum. Dabei können die anderen Körperpartien völlig normal sein.

Außer dieser „margeritenförmigen" Schnittführung gibt es noch mehrere andere Methoden der Narbenführung. Diese Operation wird in Vollnarkose vorgenommen.

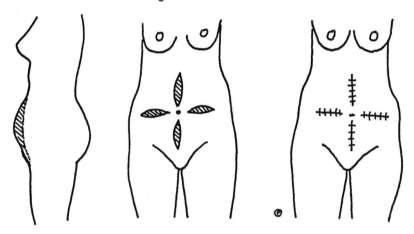

Krankenhausaufenthalt ca. 14 Tage. Erste Fadenziehung nach einer Woche, restliche Fäden nach zwölf bis vierzehn Tagen.

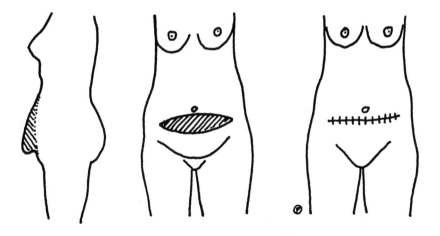

2. Die „Fettschürze" entsteht durch Erschlaffung des Bindegewebes der Bauchdecke, z. B. nach mehreren Schwangerschaften bei bindegewebsschwachen Frauen. Bei dieser Operation wird hauptsächlich Haut und weniger Fett entfernt. Wie bei allen plastisch-ästhetischen Operationen gibt es auch hier mehrere Möglichkeiten der Schnittführung. Zwei davon seien hier erwähnt. Bei der ersten wird ein ellipsenförmiger Schnitt horizontal vom linken zum rechten Beckenkamm unterhalb des Nabels gelegt. Der Nabel bleibt dabei unberührt. Dieser Eingriff resultiert eine waagerechte Narbe.

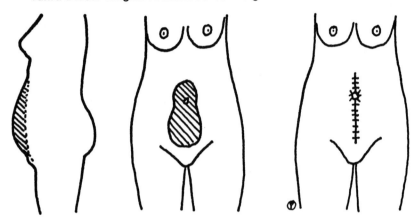

Bei der zweiten Methode hingegen wird ein „birnenförmiger" Schnitt vertikal von oberhalb des Nabels bis zur Schamhaargrenze gelegt. Der Nabel muß dabei umschnitten werden. Dieser Eingriff ergibt eine senkrechte Narbe. Bauchplastiken werden in Vollnarkose durchgeführt. Sie benötigen einen ca. zwei-wöchigen Krankenhausaufenthalt. Die ersten Fäden werden nach ca. acht, die letzten nach ca. zehn bis vierzehn Tagen gezogen.
3. Der „Allgemeine Fettbauch" wird in ähnlicher Weise operiert wie die Fettschürze. Hier wird nur erheblich mehr Fett entfernt.

Die „Reithosen"-Plastik (Gesäß und Oberschenkel)

Eine meist anlagebedingte Fettansammlung am Gesäß und am Oberschenkel in „Reithosenform" bei ansonsten normaler Figur. – Auch hier können von mehreren möglichen Operationsmethoden nur zwei aufgezeigt werden;

Erstens die mit seitlich liegender, senkrecht verlaufender sichtbarer Narbe und zweitens die mit teilweise unsichtbar in der Gesäßfalte und teilweise sichtbar sichelförmig am Oberschenkel in Richtung Hüftgelenk verlaufender Narbe.

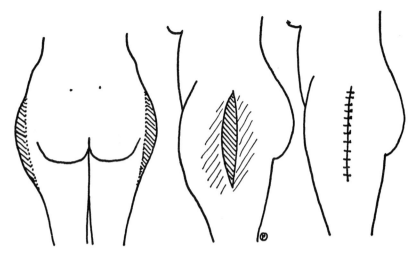

Reithosenplastik 1

Bei der ersten Methode wird am äußeren Oberschenkel ein ellipsenförmiger Schnitt gelegt und das Fett nach beiden Seiten hin entfernt. Dabei entsteht eine bleibende Narbe. Diese Operationsmethode ist als überholt anzusehen.

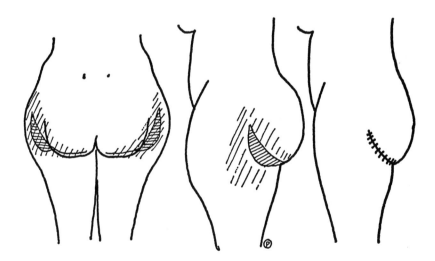

Reithosenplastik 2

Bei der zweiten Möglichkeit hingegen wird ein sichelförmiger Schnitt etwas oberhalb der Gesäßfalte bis einige Zentimeter vor die großen Schamlippen geführt, der — im am Oberschenkel verlaufenden Teil — ellipsenförmig vergrößert wird. Dabei läßt sich das Fett sowohl am Oberschenkel als auch am Gesäß entfernen. Beide Operationen werden in Vollnarkose ausgeführt. Krankenhausaufenthalt ca. zwei Wochen. Fadenziehung stufenweise zwischen dem achten und vierzehnten Tage.

Kosmetisch interessierende orthopädische Operationen

Außer über die plastisch-ästhetischen Operationen sollte die Fachkosmetikerin auch etwas über die formverbessernden Operationen auf dem orthopädischen Sektor wissen. Hier interessieren besonders Formverbesserungen an den Füßen und an den Beinen. Dabei ist an operative Korrekturen von sogenannten Hammerzehen sowie abgebogenen Großzehen (hallux valgus) und abgebogenen Kleinzehen (hallux rigidus) mit Ballenbildungen gedacht. Diese Deformitäten am Vorfuß stören vor allem, wenn zehenfreie Schuhe getragen werden oder wenn der Fuß unbedeckt bleibt.

Frauen mit zu großem Körperwuchs kann der orthopädische Chirurg durch Verkürzung der Knochen an den Beinen helfen. Auch ist es möglich, O- oder X-Beine operativ zu korrigieren. — Ob diese Operationen jedoch vertretbar sind, kann allein der Arzt entscheiden.

Wissenswertes über

Dermatologie

Die Haut

Erscheinungsbild — Bestandteile — Säuremantel

Das Erscheinungsbild der Haut hängt im wesentlichen von folgenden Faktoren ab:

1. Arbeit der Schweiß- und Talgdrüsen (fette oder trockene Haut)
2. Alter (Turgor, Tonus, altersbedingte Anomalien wie Falten, Naevi, etc.)
3. Dicke der Hornschicht (rosiges oder blasses Aussehen)
4. Pigmentbildung (bräunliche oder helle Hautfarbe, Epheliden, Naevi)
5. Behaarung (schwache oder starke Lanugobehaarung)

Der Hauttyp wird durch die Tätigkeit der Schweiß- und Talgdrüsen bestimmt.

Die Haut scheidet pro Tag etwa 600 bis 800 cm^3 Schweiß aus. Bei großer Hitze, verbunden mit schwerer körperlicher Arbeit, können bis zu 15 l Schweiß ausgeschieden werden. Wird dieser Schweiß nicht durch Wasser und Mineralstoffe ersetzt, so treten schwere gesundheitliche Schäden auf. Der Schweiß enthält anorganische Substanzen (Natrium-, Calcium-, Magnesium-, Chlorid-, Sulfat-, Phosphat- und andere Ionen. Organische Substanzen sind: Harnstoff, Milchsäure, Fettsäuren, Aminosäuren, Urocaninsäure (natürlicher Strahlenfilter), Cholesterin und andere Stoffe. Diese Substanzen sind in ca. 99 % Wasser gelöst. In den Absonderungen der apokrinen Drüsen findet man zusätzlich Zellbestandteile, Indikan und die schwefelhaltigen Stoffe Skatol und Mercaptane.

Die *Talgdrüsen,* deren Zellen sich dauernd in Talg umwandeln, werden, wie auch die Schweißdrüsen durch zentrale Nervenreize gesteuert. Der Talg tritt durch den Follikel auf die Oberfläche der Haut aus. Hier verbindet er sich mit dem Schweiß zu einer Emulsion, die sich als Film über die Haut ausbreitet. Sie ist der Schutz der Haut gegen Bakterien, Witterungseinflüsse und chemische Reize. Man nennt sie den *Säuremantel.* Der Anteil an Talg macht ihn geschmeidig und läßt ihn gut haften, so daß er lückenlos und gut verteilt aufliegen kann. Man nennt ihn den Hydrolipidmantel. Die Abwehrfunktion (Pufferfunktion) der Haut ist nicht nur durch den Hydrolipidmantel gewährleistet, sondern zusätzlich durch die besondere Struktur der Aminosäuren des Hautgewebes.

Die saure Reaktion des Hydrolipidmantels wird in pH-Werten (potentia hydrogenii = Wasserstoffionenkonzentration) ausgedrückt. Die Werte von 1 bis 7 sind sauer, sie färben Indikatorpapier Merck (Darmstadt) leuchtendrot bis orangerot, 7 ist der chemische Neutralpunkt, Werte der Frau vor und während der Menstruation verändert. Der physiologische Neutralpunkt (= isoelektrischer Punkt) hat immer einen pH-Wert unter 7. Wasser hat daher, bezogen auf die Haut, eine alkalische, d. h. aufquellende Eigenschaft.

Durch alkalische Reinigungsmittel, wie z. B. Seife, kann der Hydrolipidmantel vorübergehend zerstört werden, erneuert sich aber bei Normalfunktion der Haut in etwa 60 Minuten. Geschieht dies nicht, so liegt in solchen Fällen eine erhöhte Bereitschaft zu Dermatosen vor.

Treten bleibende Lücken im Hydrolipidmantel auf (Entzündungen und Eiterungen z. B. bei der Akne), so ist die Haut krank — sie reagiert nicht mehr sauer sondern alkalisch. In den Achselhöhlen, in der Genitalgegend und zwischen den Zehen verschiebt sich das saure Milieu nach der alkalischen Seite und kann dort einen pH-Wert von über 7 erreichen.

Organische Bestandteile der Haut sind:

1. Das *Keratin,* oder Hornstoff, es besteht aus schwefelhaltigem Eiweiß und ist in der obersten Hautschicht, in Haaren und Nägeln zu finden.

2. Das *Elastin,* es ist das Gerüsteiweiß der elastischen Bindegewebsfasern.

3. Das *Kollagen,* es gehört ebenfalls zu den Gerüsteiweißen. Die kollagenen Fasern des Bindegewebes sind die leimgebenden. Durch Erhitzen dieser Fasern in Wasser erhält man das *Glutin,* d. i. gereinigter Leim. Für die Funktionstüchtigkeit der Haut ist der Gehalt an löslichem Kollagen besonders wichtig.

4. *Muzine* werden von der Haut und den Schleimhäuten z. B. im Speichel ausgeschieden. Sie dienen als Schutz gegen chemische und mechanische Einflüsse.

5. Wir unterscheiden folgende Ausscheidungsprodukte der Haut:

    a) das Lipidgemisch der Talgdrüsen;

    b) die Lipide, die als Stoffwechselendprodukte des Umwandlungsprozesses der Haut auftreten.

Im Unterhautfettgewebe befinden sich Gruppen von Fettzellen, die von Bindegewebe umschlossen sind, so daß traubenförmige Gebilde entstehen.

6. *Pigment.* Wir unterscheiden:
   I. Endogene Pigmente d. h. Pigmente, welche vom Körper selbst gebildet werden, z. B. Melanin.
   II. Exogene Pigmente, wie Farbeinsprengungen durch Verletzungen oder Tätowierungen.
   III. Pigmente, welche durch Nahrungsaufnahme die Hautfarbe beeinflussen, z. B. Karotten beim Kleinkind.

Anorganische Bestandteile der Haut sind:
1. *Wasser* (H_2O). Der Wassergehalt hängt weitgehend vom Alter und der Jahreszeit ab. Die Haut des Säuglings und des Kindes ist wasserreicher als die alternde Haut. Der Wassergehalt der Haut schwankt zwischen 60 und 85 Prozent. Im Winter nimmt der Wassergehalt der Haut etwa um 25 Prozent ab. Das Haar und die Nägel enthalten zwischen 12 und 15 Prozent Wasser. Das wasserärmste und damit härteste Gewebe unseres Körpers ist der Zahnschmelz.
2. *Chlor* kommt im Körper fast ausschließlich gelöst in Ionenform vor (Natrium- und Kaliumsalz). Chlor kommt im Vergleich zu den übrigen Organen in der Haut 2–5mal mehr vor. *Natrium* befindet sich im Organismus ebenfalls als freies Ion. Etwa $1/5$ des Natriums ist an organische Säuren oder Eiweiße gebunden. *Kalium* ist besonders in den Zellen angereichert. Es steht in einem gewissen Antagonismus zum Natrium. Es hat eine katalytische Wirkung auf Enzyme. 100 g Haut enthalten ca. 4–8 mg *Magnesium.* Wie Kalium und Calcium kommt es in der Zelle vor. Es aktiviert enzymatische Vorgänge und kann teilweise Calcium ersetzen. *Calcium* kommt sowohl in den Zellen als auch in der Gewebsflüssigkeit vor, sowohl gelöst in Ionenform als auch an Eiweiß gebunden. Im Alter steigt der Calciumgehalt der Haut an. 100 g Haut enthalten ca. 5 mg Calcium. Den höchsten Calciumgehalt haben Horn- und Körnerschicht. Calcium dämpft die Reizbarkeit der Haut und verbindet die Permabilität. 100 g Haut enthalten 3–7 mg Phosphat. Die biologisch wichtigsten Verbindungen sind jedoch die organischen Phosphorverbindungen. Eine besondere Bedeutung haben Schwefelverbindungen für die Haut. 100 g frische Haut enthalten 60 mg Schwefel. Die entfettete und getrocknete Haut enthält die 5- bis 8fache Menge. Auch Jod ist in der Haut enthalten, jedoch in sehr geringer Menge (30 Mikrogramm in 100 g Haut). Weiterhin findet man in der Haut einige Spurenelemente wie Eisen, Kupfer, Zink. Bei Kupfer nimmt man an, daß es eine besondere Aufgabe bei der Pigmentbildung hat.

Anatomie und Physiologie der Haut sind im Kapitel „Anatomie und Physiologie" eingehend behandelt.

Die Hauttypen

Bei der Beurteilung des Hauttyps in der kosmetischen Praxis geht man vom Erscheinungsbild der normal funktionierenden Haut aus.

1. bei der *normalen* Haut arbeiten Talg- und Schweißdrüsen weder vermindert noch erhöht. Der Hydrolipidmantel liegt lückenlos und gut verteilt auf. Das Porenrelief ist kaum sichtbar, Hautunreinheiten treten selten oder nicht auf. Tonus und Turgor sind gut. Die Haut hat matten Schimmer, wirkt gut durchblutet — ohne daß die Kapillaren deutlich sichtbar sind —, fühlt sich zart und geschmeidig an.

2. Die *trockene* Haut, oder Ichthyosis-Typ. Die Talg- und Schweißabsonderung ist vermindert. Die Haut schuppt, fühlt sich spröde und verhornt an. Sie ist glanzlos, pergamentartig, bedarf frühzeitig der Pflege mit Ö/W und W/Ö-Emulsionen, um mangelndes körpereigenes Fett und fehlende Feuchtigkeit von außen her zu ersetzen. Der Säuremantel ist stark gestört.

3. Die *Seborrhoische* Haut. Wir unterscheiden zwei Arten: Die Seborrhoea oleosa (öliger Talgfluß) und die Seborrhoea sicca (trockener Talgfluß). Die Seborrhö ist eine anlagebedingte gesteigerte Absonderung der Talgdrüsen.

    Bei der Seborrhoea oleosa überzieht ein öliger Film die Haut am Sitz der großen Talgdrüsen. Der Talg ist dünnflüssig (ölig), die Schweißdrüsentätigkeit ist gesteigert. Die Haut ist großporig, glänzend, derb wirkend. In den meisten Fällen sind Komedonen und Talgzysten vorhanden.

    Bei der Seborrhoea sicca treten fettglänzende kleieartige Schüppchen auf. Diese lassen sich zwischen den Fingern zerreiben — ein Zeichen dafür, daß es keine Hautschuppen, sondern Fettschuppen sind. Nachdem der Talg aus dem Follikel ausgetreten ist, trocknet er — auf Grund seiner krankhaften Beschaffenheit — ein. Man nimmt an, daß er zuviel Cholesterin enthält. Die Schweißdrüsentätigkeit ist bei der Seborrhoea sicca nicht gesteigert, eher vermindert. Die Seborrhoea sicca ist ein überaus empfindlicher Hauttyp. Bei der Behandlung neigt sie zu langanhaltenden Rötungen und Schwellungen, außerdem zu Ekzemen und Dermatiden.

4. Die *Mischhaut* zeigt ein Mischform zwischen Seborrhoea oleosa und Seborrhoea sicca. So können die äußeren Gesichtspartien und

der behaarte Kopf eine Seborrhoea sicca aufweisen, während Stirn, Nase und Kinn die Merkmale der Seborrhoea cleosa zeigen. Eine Mischform zwischen trockener und fetter Haut, wie dies oft angenommen wird, gibt es nicht.

Kosmetische Bezeichnungen für Hauttypen, die sich durch besondere äußere Merkmale auszeichnen:

Apfelblütenhaut ist die Bezeichnung für den hellhäutigen Hauttyp mit dünner Hornschicht. Sie erscheint zart und rosig, das Pigment ist schwach ausgebildet, die Kapillaren auf den Wangen schimmern durch. Die Flaumhaare sind hell und sehr fein. Im Laufe der Jahre mit zunehmendem Alter können sich die Kapillaren erweitern und sind dann als deutlich sichtbares Gefäßnetz zu erkennen. Dieser Hauttyp gehört zumeist der normalen bis wasserarmen Haut an. Achtung! Nicht mit der Rosacea zu verwechseln, denn diese entsteht nur auf dem Boden einer Seborrhö.

Pfirsichhaut ist die kosmetische Bezeichnung für den Hauttyp mit kräftiger Flaumbehaarung und Pigmentierung. An den Wangen schimmern die Kapillaren durch. Sehr oft ist es der brünette Typ, der diese Merkmale aufweist. Mitesserbildung an Nase, Kinn und Stirn ist möglich.

Die *Orangenhaut* gleicht in ihrem Aussehen der Schale einer Orange. Die Epidermis ist derb und dick, daher wirken die Porentrichter weit und tief. Dieser Hauttyp wirkt gequollen, ist fett- und wasserreich, das Porenrelief ist deutlich sichtbar. Hautunreinheiten sind keine Seltenheit. Sie wird oft auch als „Dicke Haut" bezeichnet.

Die *empfindliche* Haut reagiert schnell und lange mit Schwellungen, Rötungen, Juckreiz und Brennen auf die verschiedensten Einflüsse von außen wie z. B. Kosmetika, Kälte und Wärme, aber auch auf bestimmte Nahrungs- und Genußmittel wie z. B. Alkohol, Kaffee etc. Sie gehört fast immer zum seborrhoischen Hauttyp.

Die Allergie

Allergie ist die veränderte Reaktionsfähigkeit, die der Körper nach Einwirkung eines körperfremden Stoffes oder nach Vorbehandlung mit diesen Stoffen bei erneuter Einwirkung desselben Reizes besitzt.

Unter *Idiosynkrasie* versteht man eine angeborene Überempfindlichkeit gegen die verschiedensten Stoffe.

Allergie ist die erworbene Überempfindlichkeit.

Anaphylaxie ist die Überempfindlichkeit gegen Eiweißstoffe.

Die aus der Allergie resultierenden Erkrankungen nennt man „Allergosen", die aus der Anaphylaxie entstandenen Erkrankungen „Proteosen", da die Auslösung durch Proteine (d. h. Eiweißstoffe) erfolgt.

Die Allergie hervorrufenden Stoffe nennt man Allergene. Sämtliche Umwelteinflüsse können allergische Einwirkungen haben.

In kosmetischen Präparaten rufen hauptsächlich Parfüms und Konservierungsmittel Allergien hervor. Aber auch gegen Grund- und Wirkstoffe können Allergien bestehen. Bei Auftreten einer Allergie gegen Präparate kann man nur versuchen diese zu wechseln.

Bei den *Proteosen* unterscheiden wir:

Nahrungsproteosen: z. B. Krebse, Milch, Käse, Fische etc., also stark eiweißhaltige Nahrungsmittel.

Tierproteosen: z. B. Katzen, Hunde, Pferde, und zwar durch die Tierhaare.

Bakterienproteosen: Z. B. Eiterherde (Bakterien z. B. Streptokokken) an den Mandeln können akuten Gelenkrheumatismus hervorrufen.

Allergische Erkrankungen: Allergosen sind z. B. Heuschnupfen, Nesselausschlag z. B. durch Primeln hervorgerufen. Nesselausschlag oder Urticaria ist ein akut auftretender Ausschlag, der den ganzen Körper befallen kann. Er ist stark juckend und kann von kleinen roten Pünktchen Abklingen. Allergie kann auch gegen Medikamente bestehen wie Jod-, bis zur Quaddelbildung reichen.
Er kann innerhalb weniger Stunden auftreten und genau so schnell wieder abklingen, sich aber auch auf Tage hinaus ausdehnen und mit Fie-

ber einhergehen. Sofortige Beseitigung der Ursache führt zu schnellem Abklingen. Allergie kann auch gegen Medikamente bestehen wie Jod, Brom-, Arsen-, chininhaltige Präparate, Barbitursäure.

Die Akne vulgaris

Die Akne vulgaris ist eine Erkrankung, welche am Sitz der großen Talgdrüsen auftritt. Die Grundlage der Akne ist immer eine Seborrhö, sie ist familiär bedingt, beruht also auf einer Veranlagung. In erster Linie spielt der Einfluß der Geschlechtshormone eine Rolle und zwar nimmt man an, daß die nicht ausgeglichene Balance zwischen den einzelnen Hormonen zu einer Akne führt. Aber auch chronische Magen- und Darmstörungen, übermäßiger Genuß von Reizgiften wie Alkohol etc., scharfe Gewürze, reine Kohlenhydrate wie Zucker, zu fette Speisen, Schokolade können zu einer sofortigen Verschlechterung führen.

I. Die *Akne juvenilis* tritt in den Entwicklungsjahren (Pubertätsjahren) auf. Es ist die leichteste Form der Erkrankung. Fast 90 Prozent aller Jugendlichen leiden unter dieser Erkrankung. Man nennt sie auch **Komedonenakne** oder *Akne punctata*. Den Namen erhielt sie aus der Tatsache, daß Gesicht, Hals, Brust und Rücken von schwarzen Punkten — den Mitessern oder Komedonen — befallen sein können. Die schwarze Farbe des Komedonenkopfes rührt zum Teil von Staub und Schmutz, andererseits von der Reduktion des Keratins her. Der Komedo besteht aus Talg, abgestoßenen Hornzellen und Mikroorganismen. Er entsteht durch die Überproduktion von Talg, sitzt im Haarfollikel und hat Pfropfenform. Er ist hart, gelblich bis bräunlich, wird mit dem Komedonenheber herausgehoben oder mit den Fingern ausgedrückt. (Siehe Behandlungskosmetik.)

II. Neben Mitessern können sich *Talgzysten* bilden, die sich als weißliche kleine Knötchen stecknadelspitz- bis stecknadelkopfgroß unter der Haut erheben und besonders deutlich sicht- und fühlbar werden, wenn man die Haut leicht spannt und mit den Fingerspitzen darübergleitet. Entzünden sich Mitesser und Talgzysten, so entstehen rötliche schmerzhafte Pusteln. Zusätzlich können noch Papeln auftreten. Die Entzündung kann verschiedene Ursachen haben: Unsachgemäßes Ausdrücken, Kratzen, Ranzigwerden des Talges, Einwanderung von Bakterien. Vereitern die Papeln aus der Tiefe heraus, so resultieren nach der Abheilung kleine, grübchenförmige Narben. Aus der Vielzahl der Narben kann man auf die Schwere der Erkrankung und auf deren Dauer schließen.

Je nach dem Sitz der Akne kennt man die *Akne faciei* (Gesichtsakne) und die *Akne corporis* (Körperakne).

Bei Männern tritt die Akne häufiger und schwerer auf als bei Frauen. Die Androgene (männl. Geschlechtshormone) sollen besonders akneauslösend wirken.

Die Behandlung der Akne

Die Akne sollte nach Möglichkeit zusammen mit einem Facharzt behandelt werden. Sehr wichtig ist die Frühbehandlung, d. h. einsetzende Behandlung beim Auftreten von Komedonen. Zu jeder Akne-Behandlung gehört Geduld und Konsequenz, dies muß den Kunden bereits bei der ersten Sitzung klargemacht werden. Der Kunde sollte wöchentlich mindestens zwei Mal zur Kosmetikerin gehen, große Pausen verschlechtern sofort den Gesamtzustand. Bei jeder Akne-Behandlung kann es zu Rückfällen kommen, deshalb ist eine regelmäßige Kontrolle durch die Kosmetikerin auch nach scheinbarer Abheilung sehr anzuraten.

Zu Beginn jeder Akne-Behandlung sollte eine völlige Umstimmung in Ernährung und Lebensweise vorgenommen werden. Alle fetten Speisen, vor allem Schweinefleisch und Schweinefett, Wurst, Schinken, Speck, sind unbedingt zu meiden, alle scharfen Gewürze und schwer verdauliche Speisen sind vom Küchenzettel zu streichen. Kein Alkohol, statt Bohnenkaffee leichter Schwarztee oder Kräutertee, viel Obst, Salate, Gemüse, Sauermilch, Buttermilch, mageres oder gegrilltes Kalb- oder Rindfleisch oder Fisch, Schwarzbrot und Vollkornbrot, Butter und Joghurt. Ausreichender Schlaf, mindestens acht Stunden täglich, und viele Spaziergänge in frischer, staubfreier Luft, tragen wesentlich zum Wohlbefinden und zur Besserung der Gesamtdisposition bei. Auf gute Verdauung ist in erster Linie zu achten. Man kann mit Obst nachhelfen, oder in hartnäckigen Fällen wird der Arzt entsprechende Abführmittel verschreiben.

Sonnenbestrahlungen wirken bei der Akne als ausgesprochenes Heilmittel. Die Haut wird dabei nicht eingefettet, es darf aber kein Sonnenbrand entstehen. (Siehe Behandlungskosmetik.)

Die Akne arteficialis oder künstliche Akne

Die Akne arteficialis kann verschiedene Ursachen haben:
Die *Akne picea* oder *Teerfinnen* kommt häufig bei Arbeitern vor, die in der Teer-Petroleum- oder Paraffinindustrie, an Tankstellen und als Autoschlosser arbeiten.
Auch Kohlenwasserstoffe wie Vaseline, Ceresin, Vaselinöl und Paraffinöl in Präparaten der pflegerischen und dekorativen Kosmetik können die Ursache einer künstlichen Akne sein. Im Gegensatz zur Akne vulgaris tritt die Akne arteficialis nur an den Kontaktstellen auf. Das Erscheinungsbild ist das gleiche wie bei der Akne vulgaris, ebenso sind die Behandlungsmaßnahmen die gleichen. Bei Verwendung kohlenwasserstoffhaltiger Präparate entstehen bei entsprechender Überempfindlichkeit über den Jochbögen, aber auch im übrigen Gesicht an den Kontaktstellen eine Vielzahl kleiner, schwarzer Mitesser. Die Haut wirkt verhornt, schuppt trocken, und hat ein schmutziggraues Aussehen. Diese Erkrankung nennt man auch *Vaselinoderm* oder *Akanthose*.

Bei einer Überempfindlichkeit gegen Jod, Brom und Chlor kann es zur Akne jodica, bromica und chlorica kommen. Durch Einnehmen von Präparaten oder Einatmen der Dämpfe in der Industrie kann es zu einer Vergiftung (endogene Toxicodermie) kommen, die im Erscheinungsbild einer Akne ähnelt. Jedoch können hier die für die Akne typischen Komedonen fehlen, auch wird die ganze Körperhaut mit Ausnahme der Handteller und Fußsohlen davon befallen. Diese Erkrankungen gehören *nur* in die Hand des Facharztes.

Die Akne jodica, bromica und auch die durch Verabreichung von Hormonpräparaten entstandene Akne zählt zu der *medikamentösen* Akne.

Weitere Aknearten, welche *nur* durch den Facharzt behandelt werden:
Akne aggregata: Unter der Haut vorhandene Talgzysten fließen zusammen. Dadurch entstehen die sogenannten Doppelkomedonen.

Akne phlegmonosa: Entzünden sich diese Talgzysten schwer und tief, so entstehen subcutane Abszesse.

Akne keloidea: Nach Abheilung dieser Abszesse bleiben Keloidnarben zurück.

Akne indurata: Harte entzündliche Infiltrate gehen bis in die Subcutis. Sie hinterläßt tiefe und harte Narbenbildungen.

Akne conglobata: Die Ursache dieser schweren Akneart ist noch nicht geklärt. Es erstrecken sich tiefliegende Abszesse bis auf die Oberschenkel.

Die Rosacea

Die Rosacea ist, im Gegensatz zur Akne, eine Erkrankung, die nur im Gesicht auftritt, es ist eine Stauungsdermatose, welche eine permanente Kapillarschädigung zur Folge hat. Je nachdem ob arterielle oder venöse Gefäße befallen sind resultiert eine hellrote oder bläuliche Farbe der befallenen Gesichtshaut. Sind sowohl arterielle als auch venöse Gefäße betroffen, so ist eine Mischform erkennbar. Die Rosacea gedeiht auf dem Boden einer seborrhoischen Haut. Die Kapillarschädigungen können von außen her kommen, z. B. bei Berufen, die Wind und Wetter zu jeder Jahreszeit ausgesetzt sind, wie Sportler, Seeleute, Bauern, Gärtner, noch mehr aber kommen innere Ursachen für diese Erkrankung in Frage: Chronische Magen- und Darmstörungen, Lebererkrankungen, Obstipation, Kreislaufstörungen, übermäßiger Genuß von Alkohol, Kaffee und Nikotin, Störungen im Hormonhaushalt, Myome der Gebärmutter, Menstruationsstörungen und Klimakteriumsbeginn.

Die Erkrankung beginnt mit vorübergehenden Wallungen zum Kopf, häufig nach Genuß von Reizmitteln wie Alkohol, oder nach einer reichlichen Mahlzeit. Wiederholen sich diese häufig, so verbleibt eine unscharf begrenzte Rötung der Nasen- und Wangenpartie. Das nächste Stadium sind auf dieser Rötung sprießende rote oder bläulichrote bindegewebige Knötchen, die manchmal eine Pustel tragen. Dieses Stadium trägt in manchem Sprachgebrauch den Namen „Akne rosacea", obwohl diese Bezeichnung medizinisch nicht korrekt ist. Nach und nach breiten sich die bleibenden Rötungen nach der Stirn und nach dem Kinn aus, und es entsteht die für die Rosacea typische „Schmetterlingsform".

Beim Mann kommt es im fortgeschrittenen Stadium häufig, bei der Frau seltener, zur Ausbildung der sogenannten „Pfundsnase" oder Rhinophym, dies ist eine knollige Verdickung der Nase mit Gefäßerweiterung und Talgdrüsenwucherung.

Nebenerscheinungen der Rosacea können sein:

1. Lidentzündung = Blepharitis
2. Bindehautentzündung = Konjunktivitis
3. Keratitis = Hornhautentzündung der Augen
4. Ektropium = Auswärtskehrung des Unterlides

Behandlung der Rosacea

Die Rosacea muß sowohl örtlich als auch allgemein behandelt werden. In erster Linie gehört sie in die Hand des Facharztes. Es ist seine Aufgabe festzustellen, welche Ursachen vorliegen, um die Behandlung darauf abstimmen zu können. War der Betreffende noch nicht beim Arzt, so ist es die Pflicht der Kosmetikerin darauf hinzuweisen, daß die kosmetische Behandlung parallel zu der des Arztes laufen muß.

Durch die Kosmetikerin werden, mit Einverständnis des Arztes, beruhigende, ausgleichende, kapillarverengende Behandlungen durchgeführt. Die dazu verwendeten Mittel müssen völlig reizlos sein.

Besonderer Wert muß bei der allgemeinen Lebensführung auf folgende Punkte gelegt werden: Schlaf in gut gelüfteten Räumen, gewürzarme Kost, evtl. Leberschonkost, Bewegung in sauerstoffreicher Luft — aber Vorsicht bei direkter Kälteeinwirkung oder Sonnenbestrahlung — geregelte Verdauung, Wechselduschen, Wechselfuß- und -Handbäder, leichte Bürstenmassage des gesamten Körpers, mit Ausnahme des Gesichtes, Verabreichung von Vitamin B_2, Vitamin C und P. Bei der Pflege der Gesichtshaut kommen nur reizlose, nach Möglichkeit unbeduftete, Reinigungs- und Pflegemittel in Frage. (Siehe Behandlungskosmetik.)

Effloreszenzen

Man unterscheidet drei Arten von Effloreszenzen:

1. Die im Hautniveau liegenden: Macula (Fleck), Erythem und Teleangiektasie (vorübergehende und bleibende Gefäßerweiterung).
2. Erhabene: Urtica (Quaddel), Vesicula (Bläschen), Bulla (Blase), Pustula (Eiterbläschen), Abszeß, Cyste, Papula (Knötchen), Tuber und Nodus (oberflächlicher und tiefliegender Knoten).
3. Vertieft: Erosion, Vulnus (Wunde), Ulcus (Geschwür), Atrophie und Cicatrix (Narbe).

Macula (Fleck) ist eine (umschriebene) Abweichung in der Hautfärbung ohne sonstige Veränderungen des Hautniveaus oder der Oberflächenbeschaffenheit wie Glanz, Mattheit, Reliefverstärkung. Ein Fleck kann sehr klein bis sehr groß sein und verschiedene Formen aufweisen. Er kann ebenso verschiedene Färbung haben: Meistens ist er rot durch Erweiterung der Gefäße oder Blutaustritt aus den Gefäßen. Aber auch Braun-Blau-Schwarzfärbung kann bei entsprechendem Vorhandensein von Pigment vorkommen.

Das *Erythem* ist ein roter Fleck infolge Erweiterung der Blutgefäße, z. B. nach Sonnenbestrahlung (Sonnenerythem oder Bestrahlungserythem), oder auch vasomotorisch ausgelöstes Erythem, z. B. Schamröte, Röte bei Aufregungen. Erytheme können sehr klein bis sehr groß ausgedehnt sein.

Die *Urtica* (Quaddel) ist ein umschriebenes deutlich erhabenes, akutes Ödem der Haut. Es wechselt die Größe von der einer Linse bis Fünfmarkstückgröße und mehr. Die Urtica kann normal hautfarbig sein, rot bzw. blaß aussehen, je nachdem, ob die oberflächlichen Blutgefäße erweitert, oder durch den Druck des Ödems zusammengepreßt sind. Eine Erkrankung, welche Quaddelerscheinungen zeigt, ist die Urticaria. (Siehe Allergie.) Quaddeln entstehen auch bei Insektenstichen oder bei Berührung mit den Blättern der Brennessel.

Die *Vesicula* (Bläschen) ist ein mit Flüssigkeit gefüllter Hohlraum. Die Flüssigkeit ist hell und durchscheinend. Die Form des Bläschens ist im allgemeinen halbkugelig rund. Größere Bläschen heißen *Bulla* (Blase). Diese können Eigröße erreichen. Auch sie bilden flüssigkeitsgefüllte Hohlräume. Frische Blasen sind prall, später werden sie faltig und schlaff. Blasen können ein- oder mehrkammerig sein. Wenn man die ersteren aufschneidet, so laufen sie aus, bei den mehrkammerigen ist das nicht der Fall. Blasen entstehen am häufigsten durch mechanische

Einwirkung, z. B. durch reibendes Schuhwerk, bei schwerer ungewohnter Arbeit in den Handinnenflächen.

Eine *Pustula* (Eiterbläschen) ist ein flüssigkeitsgefüllter Hohlraum, in dem reichlich Leukozyten enthalten sind. Entsprechend der Farbe des Eiters können die Pusteln gelblichweiß, gelb oder grüngelb sein. Meistens haben Pusteln einen entzündlichen, rötlichen (erythematösen) Hof. Oberflächliche Pusteln trocknen meistens von alleine ein. Dabei entsteht *keine* Narbe. Dringt der Eiterungsprozeß in die Tiefe, so entstehen Geschwüre (Ulcera) oder Nekrosen, welche Narben zurücklassen. Follikulare Pusteln sind kegelförmig und spitz, da sich das Infiltrat dem Follikel entlang senkrecht zur Oberfläche anordnet. Bei der *Papulopustel* steht die Infiltratbildung im Vordergrund, z. B. bei der *Akne,* beim *Furunkel* führt der Prozeß in die Tiefe zu einer Nekrose, beim *Karbunkel* bilden mehrere Furunkel einen gemeinsamen Entzündungsherd. Der *Abszeß* ist eine Eiteransammlung im Gewebe, die meist im Zentrum eines entzündlichen Infiltrates entsteht. Gewöhnlich ist der Eiter, infolge der tiefen Lage nicht sichtbar, aber durch die Fluktuation feststellbar.

Die *Zyste* ist eine nichtentzündliche Ansammlung von Flüssigkeit, Zellen und Zellprodukten, die von einer bindegewebigen, meist mit Epithel ausgekleideten Kapsel umschlossen ist. Der Inhalt besteht aus den Produkten der Kapsel, z. B. Serum, Talg, Haare etc., meist ist er breiig, darum hat sie Kugelform. Zysten können stecknadelkopfgroß (Milien mit Hornperle als Inhalt) bis faustgroß (z. B. Atherom mit Epithelien und Talg als Inhalt) sein.

Die *Papula* (Knötchen) ist eine, nicht mehr als linsengroße Erhabenheit über der Haut, die durch Vermehrung von Zellen und Zellprodukten bedingt ist. Ihre Farbe kann die der umgebenden Haut sein, kann aber auch entzündlich gerötet, pigmentiert oder depigmentiert sein. Auch ihre Form kann verschieden sein: platt, plateauartig, halbkugelig, ja sogar gestielt oder pendelig. Der oberflächliche Knoten (Tuber) und der tiefliegende (Nodus) unterscheiden sich durch ihre Lage im Gewebe. Der Tuber liegt epidermo-kutan, der Nodus kutan-subkutan. Durch eitrige Einschmelzung eines Tubers oder Nodus entstehen Abszesse, die nach außen durchbrechen können.

Eine *Erosion* entsteht durch Substanzverlust, z. B. bei Bläschen und Blasen, die ihre Decke verloren haben. Als *Ulcus* wird im allgemeinen eine tiefere, nicht mehr sterile Wunde bezeichnet. Im engeren Sinne ist aber *Ulcus* (Geschwür) ein bis in die Cutis hinabreichender Substanzdefekt, der durch Zerfall eines krankhaften Gewebes entstanden ist.

Die Narbe (Cicatrix) besteht aus einem unvollkommenen regenerierten Gewebe. Sie hat eine verdünnte Epidermis, eine papillenlose, gefäßarme, zellarme, elastikafreie Cutis, keine Follikel und keine Drüsen.

I Primär — Efflorescenzen

Fleck = Macula / Knötchen = Papula / Quaddel = Urtica / Papeln

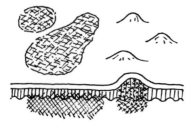
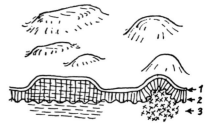

Pusteln   Bläschen = Vesicula   Blasen = Bullae

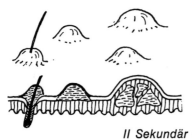
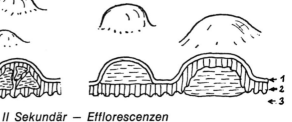

II Sekundär — Efflorescenzen

Schuppen = Squamae   Krusten = Crustae

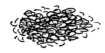
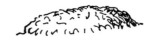

Erosionen   Geschwüre = Ulcera

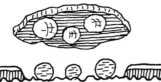
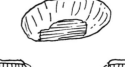
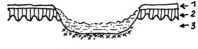

1 = Hornschicht   2 = Keimschicht   3 = Lederhaut

Teleangiektasien

Teleangiektasien sind *anlagebedingte* Gefäßerweiterungen, die *nicht* zur Gruppe der Blutgefäßgeschwulstbildungen gehören. Ihr Auftreten ist vorwiegend im Gesicht an den Wangen, an der Nase, aber auch an Rücken und Brust. Manchmal kann man sie auch an den Extremitäten, besonders an den Oberschenkeln beobachten.

Die Ursache können neben der Veranlagung innerliche Erkrankungen sein, aber auch äußere Einflüsse wie z. B. starke Hitze und Kälte begünstigen ihr Entstehen. Es handelt sich in allen diesen Fällen lediglich um „erweiterte", niemals um „geplatzte" Endgefäße. Im kosmetischen Sprachgebrauch taucht auch öfters der Begriff „Couperose" für Teleangiektasien auf.

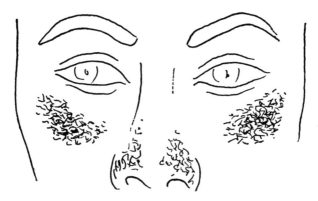

Behandlung:

Durch die Kosmetikerin werden sie mittels Diathermienadel verödet. Es *können* kleine Närbchen entstehen.

Virusbedingte Hauterkrankungen

Diese entstehen durch einen Erreger, ein bestimmtes Virus (Mehrzahl: Viren). Diese sind winzige Erreger, die auf künstlichen Nährböden noch nicht gezüchtet werden können und nur mit Spezialmikroskopen nachweisbar sind. SIE SIND ÜBERTRAGBAR!

1. *Die jugendliche flache Warze* = *Verruca plana juvenilis*
   Sie tritt meist in größeren Mengen auf, wie der Name schon sagt, vorwiegend bei Jugendlichen. Es sind hautfarbene, gelbliche bis

bräunliche, verhornte, flache Erhebungen von Stecknadelkopf- bis Linsengröße. Ihr Sitz ist vornehmlich im Gesicht und an den Händen. Sie werden wie auch die Vulgärwarzen durch Kontakt übertragen. Wenn sie sehr flach und kaum verhornt sind, kann die Möglichkeit der Verwechslung mit Sommersprossen gegeben sein. Beim Darübergleiten mit den Fingerspitzen sind allerdings die leichten Erhöhungen deutlich fühlbar. Durch Zusammenfluß mehrerer jugendlicher Warzen entsteht das Bild einer flächenhaften Erhöhung. Bei Männern entstehen z. T. ebenfalls jugendliche Warzen z. B. durch das Rasieren. Die Verhornung der jugendlichen Warze ist schwach, sie schmerzt und juckt nicht.

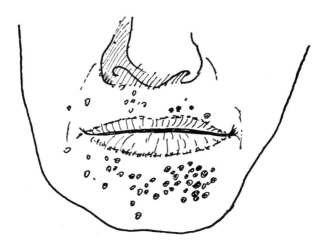

jugendliche Warzen

Behandlung:

Genau wie bei der Vulgärwarze versucht man zu Anfang die **Suggestivbehandlung**. (siehe dort.)
Nur im äußersten Notfall schreitet man zur Koagulation. **Innerlich** verabreicht der Arzt Eisen-Arsen oder Vitamin A.

2. *Die gewöhnliche Warze = Verruca vulgaris*

Die gewöhliche Warze tritt vorwiegend an den Händen, den Füßen und im Gesicht auf. Es bildet sich zuerst die sogenannte „Mutterwarze", um die sich „Tochterwarzen" bilden können. Bei Kindern breiten sie sich rascher aus, (z. B. durch das Daumenlutschen) als beim Erwachsenen.

Die Verruca vulgaris ist eine verhornte, blumenkohlartige Erhebung, die auf der gesunden Haut aufsitzt. Sie ist eine hyperplastische Wucherung des Epithels und zum geringen Teil des Papillarkörpers = die mit Papillen versehene Oberschicht der Lederhaut. Verrucae vulgares können sich auch unter den Nägeln und am Übergang von Haut zu Schleimhaut bilden.

Durch Kratzen oder durch Verletzungen anderer Art kann es zur Infizierung der Warzen kommen. Die Entzündungen heilen unter Behandlung aber wieder ab, im Gegensatz zur warzenähnlichen Haut-Tbc.

Die Inkubationszeit — dies ist die Zeit zwischen Ansteckung und Auftreten — für Warzen liegt zwischen einem und drei Monaten, kann aber auch kürzer sein.

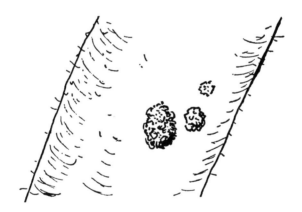

Mutterwarze mit Tochterwarzen

Behandlung:

Bei der Behandlung kann man es zuerst mit einer Suggestivmethode versuchen. Hierbei soll die Blutversorgung über das vegetative Nervensystem gestört und dadurch dem Virus der Nährboden entzogen werden. Z. B. Aufpinseln harmloser, unschädlicher Lösungen wie Warzenmittel, milde Salben etc. oder Bestrahlung mittels Solluxlampe oder Höhensonne.

Sonst kommt die Koagulation in Frage, oder an Händen und Füßen die Behandlung mit 30- bis 50prozentigem Salizylpflaster.

Dem Facharzt allein obliegt die Bestrahlung mit Grenzstrahlen, Entfernung durch Kaltkaustik unter Lokalanästhesie, oder die Behandlung mit flüssigem Stickstoff. Innerlich kann durch ihn u. a. Eisen-Arsen und Vitamin A verabreicht werden. Oft genügt schon die Entfernung der Mutterwarze, um die Tochterwarzen verschwinden zu lassen.

3. *Die Dornwarze = Verruca plantaris*

Die Dornwarze ist eine Abart der gewöhnlichen Warze. An Stellen, an denen die Warze keine Möglichkeit hat, sich nach oben auszudehnen, wächst sie in die Tiefe und bildet einen Dorn. Sie kommt am häufigsten an der Fußsohle vor, aber auch an der Unterseite der Zehen und in der Handinnenfläche.

Im Gegensatz zum Hühnerauge, das auf Druck von oben schmerzhaft reagiert, schmerzt sie auf *seitlichen* Druck.

Behandlung:

Durch den Facharzt oder Fußpfleger. Beide können mit 30- bis 50prozentigem Salizylpflaster die Dornwarze angehen. Auch mit Kaltkaustik ist eine Behandlung möglich. Bei der Behandlung ist große Geduld erforderlich, denn die Dornwarze ist äußerst hartnäckig und neigt zu Rückfällen.

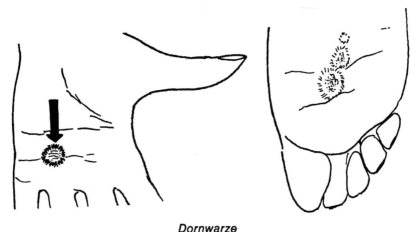

Dornwarze

4. Die Dellwarze = Molluscum contagiosum

Die Dellwarze zählt nicht zu den echten Warzen, ist aber ebenfalls virusbedingt (Quaderviren) und sehr leicht übertragbar. Sie beginnt als glatte geschwulstartige Erhebung und dellt sich später in der Mitte ein. Der Rand kann gerötet sein. Die Dellwarze enthält eine weiche teigige Masse, die man unter dem Mikroskop leicht als die sogenannten Molluskumkörperchen erkennen kann. Die Dellwarze wird durch Kratzen weiterverbreitet. Der Sitz der Dellwarze ist vorwiegend im Gesicht, am Stamm, Hals, an Armen und Genitalien. Die Übertragung erfolgt oft in Badeanstalten.

Behandlung:

Durch den Arzt auf chirurgischem Wege. (Starmesser)

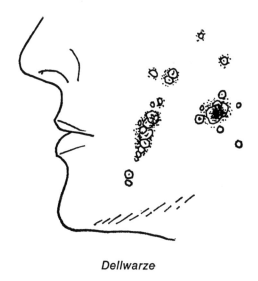

Dellwarze

5. Die spitzen Feigwarzen = Condylomata acuminata

Die spitzen Feigwarzen treten in der Umgebung von Geschlechtsteilen und After auf, sowohl bei Erwachsenen als auch bei Kindern. Da Ultrafiltrate von Condylomata auf gesunden Personen Warzen erzeugen, kann man dies als Beweis ansehen, daß die Feigwarzen (Schleimhautwarzen) nur eine terrainbedingte Variante der Verruca vulgaris darstellen. Sie treten bei Ausfluß (Fluor albus), Diabetes, Gravidität mit Fluor, Trichomoniasis auf. Sie können beetartige Ausdehnung annehmen.

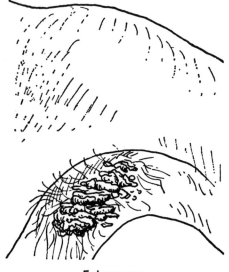

Feigwarzen

Behandlung:

Nur durch den Arzt chirurgisch und durch Ätzung. Unter Umständen ist Krankenhausaufenthalt notwendig.

6. *Die Reiz- oder Fieberbläschen = Herpes simplex*

Sie ist die häufigste durch ein Virus hervorgerufene Hauterkrankung. Sie tritt meist an den Lippen oder in Mund-Nasennähe und Genitalien auf, kann aber auch an anderen Körpergegenden auftreten. Zuerst bildet sich ein flüssigkeitsgefülltes Bläschen, das beim Eintrocknen krustig wird und nach einigen Tagen abheilt. Beim Entstehen des Bläschens ist meist ein stechender Schmerz oder Jucken zu verspüren.

Behandlung:

Nur durch den Arzt durch medikamentöse Mittel.

Die seborrhoische Alterswarze = verruca senilis

Sie ist nur bei älteren Personen zu finden. Sie ist nicht virusbedingt und ist *keine* echte Warze. Da sie aber ein warzenähnliches Aussehen hat, trägt sie den Namen „Warze". Sie gedeiht nur auf seborrhoischem Boden und ist anlagebedingt.

Zu Beginn ist sie hell, wird mit der Zeit dunkler und kann fast schwarz werden. Sie ist weich, kaum verhornt und erscheint als talgige Auflagerung. Ihr Auftreten ist vorwiegend am Stamm, z. B. am Rücken und auf der Brust. Sie ist *nicht* übertragbar. Eine karzinomatöse Entartung erscheint unwahrscheinlich.

Behandlung:

Sollte dem Arzt überlassen bleiben, der sie chirurgisch oder durch Ätzung entfernt.

Geschwulstbildungen der Haut

Man unterscheidet:
        I. Gutartige Geschwulstbildungen
       II. Bösartige Geschwulstbildungen
der Haut.

I. Gutartige Geschwulstbildungen der Haut sind:

1. Pigmentnaevi
2. Gefäßnaevi
3. Zystische Naevi
4. Bindegewebsnaevi
5. Fettgewebsnaevi

Zu den *Pigmentnaevi* zählen:

a) Leberfleck
b) Linsenmal
c) die Mischform von a) und b)
d) behaarte und pigmentierte Naevi

Zu den *Gefäßnaevi* zählen:

a) Naevus araneus oder Spinnennaevus
b) Naevus flammeus oder Feuermal
c) Cavernom oder Blutschwamm
d) Senile Angiome oder Altersschwämmchen
e) Lymphangiom

Zu den *zystischen Naevi* zählen:

a) Milium oder Grieskorn
b) Talgdrüsenzyste
c) Ranula oder Schleimzyste
d) Atherom oder Grützbeutel

Zu den *Bindegewebsnaevi* zählen:

a) Weiches Fibrom
b) Hartes Fibrom

Zu den *Fettgewebsnaevi* zählen:

a) Lipom oder Fettgeschwulst

II. *Bösartige* Geschwulstbildungen der Haut sind:

1. Basalzellenkarzinom
2. Stachelzellenkarzinom
3. Sarkom

Unter *gutartigen* Geschwulstbildungen versteht man umschriebene Mißbildungen der Haut, die durchweg harmloser Natur sind. Sie sind in der Anlage begründet und können familiär bedingt sein. Sie können von Geburt an bestehen, können sich aber auch später (Pubertät und Alter) entwickeln. Die Anlage ist erblich vorhanden.

1. *Pigmentnaevi* (Einzahl Naevus, deutsch: Muttermal)

   a) *Leberflecke* zeigen eine hellbraune fleckige flächenhafte, unscharf begrenzte Pigmentierung. Sie liegen im Hautniveau und sind am Rande mehr oder weniger ausgelappt.

Behandlung:

Man kann koagulieren oder chirurgische Entfernung durch Exzision. Beide Verfahren ergeben mehr oder weniger sichtbare Narben.

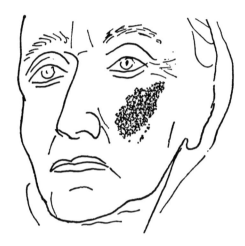

Leberfleck

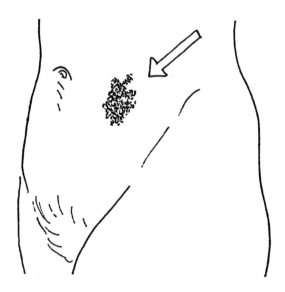

b) *Linsenmal* oder *Schönheitsmal* ist dunkler pigmentiert als der Leberfleck und ist scharf umschrieben. Wie der Name schon sagt, hat es meist Linsenform und -größe.

Behandlung:

Durch koagulieren mit Kaltkaustik. Ergibt Narben.

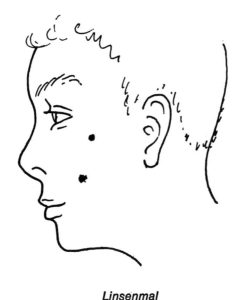

Linsenmal

c) Manchmal ist auch eine *Mischform* zwischen Leberfleck und Linsenmal zu beobachten. Dabei ist innen ein scharf umschriebener dunkler Fleck zu sehen, während die äußere Zone heller und der Rand gelappt ist.

d) *Pigmentierte behaarte Muttermale = Naevi pigmentosi pilosi*
Diese Naevi können hell bis dunkler pigmentiert sein. Meist sind sie leicht erhaben und mit einzelnen oder mehreren Haaren bewachsen.

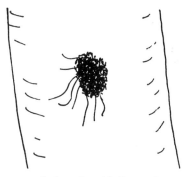

behaartes Muttermal

Behandlung:

Entfernung mit Kaltkaustik oder chirurgisch, eventuell nachher noch vorhandene Haare werden später epiliert.

Tierfellnaevus

Der Tierfellnaevus ist in größerer Ausbreitung pigmentiert und dicht mit Haaren bewachsen, so daß die befallene Hautpartie wie ein Tierfell wirkt. Er kann ganze Körperteile bedecken. Die Gefahr einer bösartigen Entartung nach Operation besteht nicht.

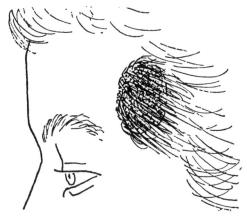

Behandlung:

Chirurgisch durch den Arzt. Grenz- und Röntgenstrahlen sind wirkungslos, da Tierfellnaevi strahlenresistent sind.

Pigmentierte warzenähnliche Muttermale = Naevi pigmentosi verrucosi

Sie sind echte Naevi, trotz ihres warzenähnlichen Aussehens. Gelegentlich treten sie strichförmig auf.

Behandlung:

Man koaguliert sie.

2. *Gefäßnaevi:*

Man unterscheidet: Blutgefäßgeschwulstbildungen = Haemangiome

Lymphgefäßgeschwulstbildungen = Lymphangiome

a) *Spinnennaevus = Naevus araneus*

Die Spinnennaevi werden auch sternförmige Angiome genannt. Von einer zentralen, etwas erhabenen kleinen Blutgefäßgeschwulstbildung aus strahlen Gefäßerweiterungen in die Umgebung wie Spinnenfüße an einem Spinnenleib. Zuweilen bei Schwangerschaft und Leberekrankungen treten sie in größeren Ansammlungen auf. Manchmal verschwinden die kleinen Angiome von selbst wieder. Bildung in der Papillenschicht.

Behandlung:

Durch Stichelung mit der Koagulationsnadel.

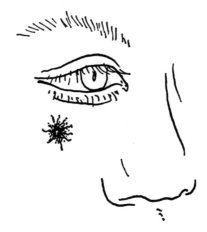

Spinnennaevus

b) *Feuermal = Naevus flammeus*

Der Naevus flammeus ist eine oberflächliche Blutgefäßgeschwulstbildung im Hautniveau. Er ist meist angeboren und wächst dann mit. Er kann aber auch erst später z. B. durch Zusammenfluß mehrerer Naevi aranei entstehen. Sind tiefere Gefäße befallen, so ragt er über das Hautniveau hinaus. Bei Befall von arteriellen Gefäßen ist seine Farbe hellrot, bei Befall von venösen Gefäßen erscheint ein blaurotes Mal. Sind beide Gefäßarten gleichermaßen beteiligt, so erscheint er tiefrot.

Die Ausdehnung eines Feuermals kann ziemlich groß sein, z. B. eine ganze Gesichtshälfte oder Extremität. Bildung in der Papillenschicht.

Behandlung:

Wird nur durch den Arzt chirurgisch, durch Kohlensäureschnee oder Grenzstrahlen durchgeführt.

c) *Blutschwamm = Cavernom*

Das Cavernom sitzt tiefer in der Subcutis und kann über das Hautniveau hinausragen. Es ist eine meist angeborene Blutgefäßgeschwulstbildung, kann aber auch manchmal später auftre-

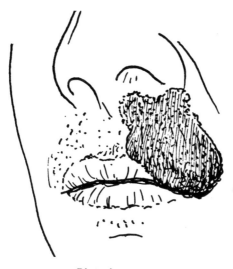

Blutschwamm

ten und zeigt oft rasches Wachstum. Auch hier ergibt sich die Farbe durch die befallenen Gefäße. Bildung im unteren Gefäßnetz der Cutis bis zur Subcutis.

Behandlung:

Es muß durch den Arzt beobachtet bzw. entfernt werden wegen der Neigung zu schnellem Wachstum. Es verschwindet kaum von alleine.

d) *Altersschwämmchen = Senile Angiome*

Diese sind kleine rubinrote erhabene Geschwülstchen, die bis Linsengröße erreichen können. Meist sind sie aber kleiner. Sie treten normalerweise ab dem 40. Lebensjahr auf, können aber auch durchaus schon früher in Erscheinung treten. Ihr bevorzugter Sitz ist am Stamm, z. B. an Rücken und Brust. Bildung in der Papillenschicht.

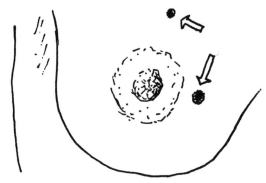

Behandlung:

Die Kosmetikerin kann senile Angiome sehr leicht durch Verödung mit der Diathermienadel entfernen. Es *können* dabei kleine Närbchen zurückbleiben.

e) *Das Lymphangiom*

Dieses ist eine aus erweiterten Lymphgefäßen bestehende, gutartige, seltene Geschwulst. Sie tritt dort auf, wo das Lymphgefäßnetz sehr dicht ist.

Behandlung:

Nur durch den Arzt.

3. *Zystische Naevi:*

Zysten sind ein- oder mehrkammerige Geschwülste mit dünnflüssigem oder festem Inhalt.

a) *Grieskorn oder Hirsekorn = Milium*

Milien (Mehrzahl) sind anlagebedingte, kleine, weißliche, harte Hornkügelchen, die subepithelial gelegen sind. Der bevorzugte Sitz ist die direkte Augenumgebung, z. B. am Oberlid, Unterlid und Jochbein, ferner an Stirn und Wangen.

Behandlung:

Durch die Kosmetikerin. Mittels Lanzettskalpell wird die Haut darüber angeritzt und das Milium entweder mit der Skalpellspitze herausgehoben oder mit dem Komedonenquetscher ausgedrückt.

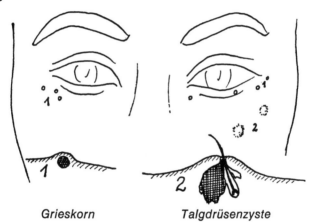

Grieskorn   Talgdrüsenzyste

b) *Talgdrüsenzyste oder Talgdrüsennaevus*

Die Talgdrüsenzyste ist eine Veränderung der Talgdrüse und Erweiterung der Talgdrüsenausführungsgänge. Ihr Auftreten kann überall dort erfolgen, wo sich Talgdrüsen befinden, vorwiegend Brust, Rücken, Gesicht. Es sind gelbgraue harte oder weiche Geschwulstbildungen von Grieskorn- bis über Erbsengröße.

Behandlung:

Durch den Facharzt chirurgisch.

c) *Schleimzyste = Ranula*

Die Schleimzyste tritt, wie der Name sagt, nur an der Schleimhaut des Mundes auf, vorwiegend an Innenseite der Lippen, Wangenschleimhaut, Zunge, Mundboden. Es sind kleine bis erbsengroße bläulich schimmernde Zysten.

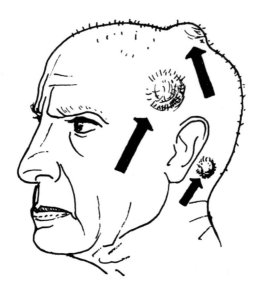

Grützbeutel

d) *Der Grützbeutel oder Balggeschwulst = Atherom*

Das Atherom ist eine Talgepidermiszyste, die vorwiegend auf dem Kopf auftritt. Sie kann durch Verstopfung des Ausführungsganges der Talgdrüse, besonders bei übermäßiger Sekretion und Schuppenbildung entstehen. Die Neigung dazu ist jedoch meist anlagebedingt. Das Atherom kann bis faustgroß werden, in seltenen Fällen vereitern und dann platzen. Der Inhalt des Atheroms besteht aus einem Brei, der Talgdrüsen und Lanugohaare enthält.

Behandlung:

Chirurgische Entfernung durch den Arzt.

4. Bindegewebsnaevi:

a) *Das weiche Fibrom*

Es besteht aus zahlreichen Bindegewebszellen. Es entsteht aus den Bindegewebsbalken der *Papillenschicht*. Es kann breit und gestielt aufsitzen. Die gestielten Fibrome nennt man auch pendelige Fibrome oder Fibromata pendula. Das weiche Fibrom ist zumeist runzelig und schwabbelig, gelegentlich ist es pigmentiert. Es kann am ganzen Körper auftreten.

Behandlung:
Durch Koagulation.

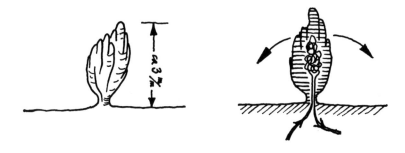

Das weiche Fibrom

b) *Das harte Fibrom*

Es besteht aus zellarmen, breiten und festen Bindegewebsfasern, seine Oberfläche ist glatt, es sitzt breitbasig auf. Es entsteht aus den Bindegewebsfasern der *Netzschicht*. Es kann von verschiedener Größe, hautfarben oder pigmentiert sein. Durch ständige Reibung (z. B. beengende Kleidung wie Strumpfbandgürtel und Büstenhalter) kann es sich entzünden.

Behandlung:

Koagulation durch den Arzt, vor allem, wenn eine dunklere Pigmentierung oder Entzündungsneigung vorliegt.

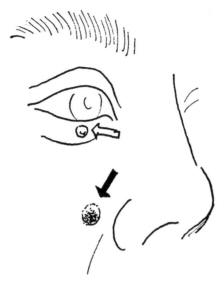

Das harte Fibrom

5. *Fettgeschwulstbildung = Lipom*

Das Lipom ist eine geschwulstförmige Neubildung aus dem Fettgewebe der Subcutis in einer bindegewebigen Hülle. Der bevorzugte Sitz größerer Lipome ist der Nacken und die Achselhöhle. Am Rumpf erscheinen sie zuweilen gestielt. Kleinere Lipome findet man vor allem an den Extremitäten. Sie können gelegentlich bei raschem Wachstum durch Druck der Kapsel auf die Nerven schmerzen.

Das Keloid

Das Keloid ist eine derbe, strangartige Wulstnarbe, die bandartig weiterwächst und bei Veranlagung auch bei geringfügigen Verletzungen entstehen kann. Leider ist diese Veranlagung vor dem Auftreten eines Keloides nicht erkennbar. Das Keloid überragt immer das Hautniveau, zeigt histologisch den gleichen Aufbau wie das harte Fibrom, und kann von Teleangiektasien durchzogen sein. Nach Verbrennungen und Schnittverletzungen tritt das Keloid besonders häufig auf. *Spontankeloide,* d. h. Keloide, die ohne vorherige Verletzung auftreten, sind selten.

Behandlung:

Eine chirurgische Behandlung durch den Arzt wird *nicht* vorgenommen da sich durch die Veranlagung neue und größere Keloide bilden können. Die nach Furunkulose entstehenden Keloide bilden sich meist nach 2—3 Jahren von selbst zurück. Solange die Keloide noch frisch sind, kann man mit Massage versuchen, diese günstig zu beeinflussen. Durch den Arzt eventuell Bestrahlungsbehandlung mit Röntgen- oder Radiumstrahlen. Er kann auch eine Unterspritzung des Keloids mit Hydrocortisonacetat in wässriger Lösung vornehmen.

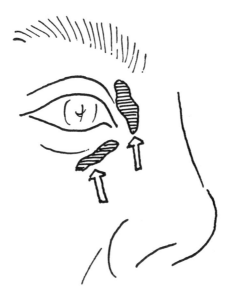

Das Xanthelasma

Das Xanthelasma ist *keine* echte Geschwulstbildung, es hat nur das Aussehen einer solchen. Es ist eine Störung des Fettstoffwechsels — eine Cholesterinablagerung — in der Haut, gelegentlich durch Leber-

und Gallenstörungen hervorgerufen. Die Neigung zur Xanthelasmenbildung kann anlagebedingt sein, das Auftreten liegt selten vor dem 40. Lebensjahr. Bevorzugter Sitz des Xanthelasmas ist das obere oder untere Augenlid. Es beginnt mit einem hellen gelblichen Fleck im Hautniveau, der langsam wächst und dann das Hautniveau überragt. Zu Beginn ist das Xanthelasma leicht mit einem Milium zu verwechseln. Wenn man aber das Gewebe auf die knöcherne Unterlage zieht und abtastet, spürt man das Milium als kleine, harte Erhebung, während das Xanthelasma nicht fühlbar, also weich, ist.

Behandlung:

Durch den Arzt auf chirurgischem Wege, innerliche Behandlung, oder beides kombiniert.

Bösartige Geschwulstbildungen

Die Kosmetikerin sollte über die wichtigsten bösartigen Geschwulstbildungen Bescheid wissen, um diese erkennen und die betreffenden Personen *sofort* zum Arzt schicken zu können. Die Behandlung obliegt *ausschließlich* dem Arzt.

Das Karzinom = Krebs

Es ist eine atypische Wucherung des *Epithelgewebes* mit schrankenlosem Wachstum. Man teilt Karzinome ein in:

1. *Das Basalzellenkarzinom: (Basaliom)*

   Diese Karzinomart ist bis zu einem gewissen Grad gutartig, soweit es die Haut betrifft. Das Basalzellenkarzinom zeigt langsames Wachstum und bildet keine oder nur selten Metastasen (Tochtergeschwulstbildungen). Zu Beginn ist es eine scharf umschriebene, die gesunde Haut wenig überragende, Neubildung mit wachsähnlich glänzendem, hartem Rand. Nach dem Zerfall zeigen sich flache Geschwüre mit auffallend scharf abgegrenztem Rand. Auf dem Geschwürsgrund sind häufig unregelmäßige gelblich-rötliche, epitheliale Wucherungen sichtbar. Keine Schmerzen und Beschwerden. Zuweilen tritt in der Mitte eine *scheinbare* Abheilung mit Krustenbildung ein.

Behandlung:

Nur durch den Arzt.

2. *Das Stachelzellenkarzinom* (Spinaliom)

Das Stachelzellenkarzinom zeigt im Gegensatz zum Basalzellenkarzinom ein rasches Breiten- und Tiefenwachstum, bildet schnell Metastasen und ist äußerst bösartig. Es beginnt harmlos, dann Verhärtung, zerfällt geschwürig und ruft große Zerstörungen hervor. Das Stachelzellenkarzinom tritt auch an der Schleimhaut und den Grenzgebieten auf.

Behandlung:

Nur durch den Arzt.

3. *Das Sarkom*

Das Sarkom ist eine atypische Wucherung des *Bindegewebes* mit schrankenlosem Wachstum. Nach Art der Zellen teilt man Sarkome in Rundzellen- und Spindelzellensarkome ein.
Behandlung nur durch den Arzt.

Das Melanom

Das Melanom ist eine Abart des Naevus pigmentosus. Es ist eine dunkelbraune, schwarzbraune oder blauschwarze Geschwulst, mit massenhafter Ablagerung von Melanin in den Geschwulstzellen. Solange das Melanom kein Wachstum und keine Farbänderung (es kann heller werden!) zeigt, muß es trotzdem durch den Arzt immer beobachtet werden. Wenn es sich verändert, ist es außerordentlich bösartig und bildet rasch Tochtergeschwulste in Lymphknoten, Gehirn, Leber, Lunge und Haut.

Behandlung nur durch den Arzt.

Pigmentanomalien der Haut

Als Pigment wird jeder Farbstoff im Körper bezeichnet (z. B. Melanin).

Man teilt die Pigmente ein in:

    I. Endogene Pigmente, das sind aus dem Körper stammende Pigmente

    II. Exogene Pigmente, das sind Pigmente, die auf irgendeinem Wege aus der Außenwelt in den Körper gelangen, z. B. Kohle, Tusche, Teer usw.

Bei den endogenen Pigmenten nimmt man eine Entstehung aus Spaltprodukten des Eiweißstoffwechsels mittels eines Fermentes an (Melanogen). Durch Oxydase bildet sich das Melanin in der Basalzellenschicht. Bei den Überpigmentierungen = Hyperpigmentierungen unterscheidet man umschriebene (Pigmentflecken) und flächenhafte Überpigmentierungen, beim Pigmentmangel = Depigmentierung umschriebenen und flächenhaften Pigmentmangel.

Überpigmentierungen = Hyperpigmentierungen:

1. *Sommersprossen = Epheliden*

    Die Sommersprossen oder Epheliden sind eine fleckige rundliche Überpigmentierung von Stecknadelkopf- bis Linsengröße, die durch Zusammenfluß flächig werden kann. Epheliden liegen im Hautniveau und werden in der Basalzellenschicht gebildet. Sie sind anlagebedingt. Befallen werden Menschen mit heller Haut, vorwiegend rothaarige und rotblonde Typen, aber auch dunkelhaarige mit heller Haut.

    Epheliden treten überall da auf, wo Luft und Licht an den Körper gelangen können. Sie sind hellgelb bis dunkelbraun pigmentiert und bilden sogenannte Pigmentinseln in einer sonst sehr hell erscheinenden Hautumgebung.

    Behandlung:

    Es gibt keine Möglichkeit, Sommersprossen für dauernd ohne Narbenbildung zu entfernen. Sie können immer nur temporär beseitigt werden. Durch die Kosmetikerin Behandlung mit Lichtschutzpräparaten und Bleichsalben (Vorsicht geboten, wenn in letzteren Quecksilbersalze enthalten ist), außerdem mittels Peeling. Vom Arzt werden stärker wirkende Schälkuren durchgeführt. Wichtig ist immer die Vorbeugung. Ab Februar sollte die Anwendung von Lichtschutzmitteln empfohlen werden. Außerdem ist die direkte Sonnenbestrahlung zu meiden.

2. Das Chloasma

Das Chloasma ist eine bräunliche, unregelmäßige, scharf begrenzte fleckige Pigmentierung, vorwiegend an der Stirn, den Schläfen und der Wangengegend zu finden, seltener an der Brust und in der Nabelgegend.

Man unterscheidet:

    a) Das Chloasma uterinum = Schwangerschaftsfleck und

    b) Das Chloasma virginum (virgo = Jungfrau).

Das *Chloasma uterinum* tritt während der Schwangerschaft auf. Die Ursache ist noch nicht einwandfrei geklärt, man nimmt aber mit ziemlicher Sicherheit an, daß hormonelle Einflüsse eine Rolle spielen (Hypophyse), da eine Überpigmentierung der Brustwarzen, der Genitalgegend und der Linea alba während dieser Zeit normal ist. Nach der Schwangerschaft verschwinden die Flecken meist wieder. In ganz wenigen Fällen können sie bestehen bleiben.

Das *Chloasma virginum* tritt bei Mädchen und jungen Frauen während der Periode auf, ebenfalls meist im Gesicht. Da es sich nur langsam zurückbildet, kommt es häufig vor, daß es nie ganz verschwindet, sondern in Intervallen stärker und schwächer in Erscheinung tritt.

Behandlung:

Das Chloasma uterinum soll nur nach Weiterbestehen bei vorangegangener Schwangerschaft behandelt werden. Es kommen Bleichmittel, Lichtschutzsalben und Peeling in Frage. Die gleiche Behandlung erfährt das Chloasma virginum. Wenn keinerlei Besserung eintritt, kommen nur noch dekorative Mittel in Frage, die den Fleck optisch verschwinden lassen.

Pigmentierungen durch äußere und innere Reize verschiedener Natur

1. *Die Berloque-Dermatitis* (franz. „berloque" an der Uhrkette getragene kleine Schmuckstücke) = chemische Reizung.

Die Berloque-Dermatitis ist eine streifenförmige Braunfärbung der Haut nach vorangegangener Reizung und Hautentzündung durch furocumarinhaltige ätherische Öle, z. B. Bergamotteöl, auf feuchter Haut und gleichzeitiger Sonneneinwirkung.

Behandlung:

Die zuerst entstehende Hautentzündung wird vom Arzt behandelt. Die folgende Braunfärbung kann von der Kosmetikerin mittels Peeling und Bleichmitteln angegangen werden. Nach einiger Zeit verschwindet die Braunfärbung allerdings von selbst wieder.

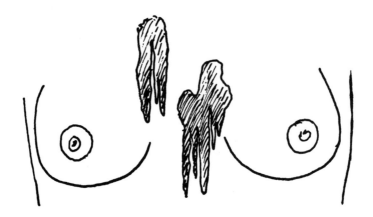

2. *Pigmentierungen durch Druck = mechanischer Reiz*
Zu enge Büstenhalter mit scharf einschneidenden Trägern, enge schlecht sitzende Hüftgürtel, reibende Strumpfhalter lassen ebenfalls Überpigmentierungen an der Stelle des Druckes entstehen.

Behandlung:

Sofortige Beseitigung der Reizursache, Massagen, Peeling. Eventuell verschwinden die Pigmentierungen nach einiger Zeit von selbst.

3. *Pigmentierungen durch Hitze = physikalischer Reiz*

   Durch Heizkissen, Wärmflaschen, bei Heizern, bei Glasbläsern, Schmieden, können durch große Hitzeeinwirkungen ebenfalls Hyperpigmentierungen entstehen, die sich aber nicht mehr zurückbilden.

   Behandlungsmöglichkeiten gibt es *keine,* lediglich bei Frauen die dekorative Kosmetik.

4. *Nach Erkrankungen durch äußere Reize* (Hautentzündungen), durch Reize in Form von Medikamenten, durch innerlich verabreichte Medikamente z. B. Eisenarsen bei Blutarmut oder Arsen bei Winzern nach Arsenspritzung der Reben, können gleichfalls Hyperpigmentierungen entstehen, gegen die es keine Behandlungsmöglichkeiten gibt, und die nicht verschwinden.

5. *Addison'sche Krankheit* oder Bronzekrankheit ist eine flächenhafte Überpigmentierung, welche durch Insuffizienz (Schwäche) beider Nebennieren, und zwar sowohl des Marks als auch der Rinde, auftritt.

6. Lebererkrankungen können ebenfalls eine flächenhafte Überpigmentierung, die vom Gelblichen ins Bräunliche tendieren kann, hervorrufen.

Künstliche Pigmentierungen = exogene Pigmentierungen

1. *Die Tätowierung*

   Bei der Tätowierung wird ein Farbstoff künstlich in die Haut eingebracht. Das gewünschte Muster wird mit einer Nadel in die Haut eingestochen und dann der Farbstoff in die Wunden eingerieben. Diese Tätowierungen findet man besonders bei Seeleuten, aber auch bei anderen Männern und sogar manchmal als Modetorheit bei Mädchen und Frauen. Zum Teil werden auch die Blutgruppenzeichen bei Soldaten in der Achselhöhle eintätowiert.

   Behandlung:

   Nur durch den Arzt auf chirurgischem Wege durch Exzision, Ätzverfahren, Übertätowierung. Es bleiben immer sichtbare Narben.

2. *Durch Explosion und Unfall*

Durch Explosion wird der Explosionsstoff (z. B. Pulver) in die Haut eingesprengt. Ebenso kann es durch Unfälle, z. B. das Hinstürzen auf Teerbelag und Schotter, zum Eindringen von Farbpartikeln unter die Haut führen.

Die Fremdkörper verkapseln sich dann unter der Haut, ihre Entfernung ist sehr mühsam und wird nur vom Arzt auf chirurgischem Wege vorgenommen. Es bleiben immer Narben bestehen.

Depigmentierungen

Im Gegensatz zu den Hyperpigmentierungen, die ein Zuviel an Pigment bezeichnen, sind Depigmentierungen entweder auf einen angeborenen Pigmentmangel oder auf einen Pigmentschwund zurückzuführen.

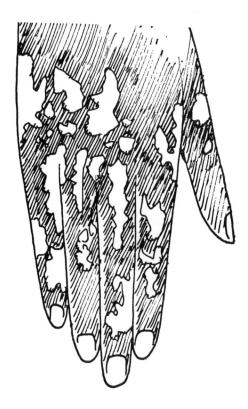

Echte Depigmentierungen

1. *Die Scheckhaut = Vitiligo*

Bei dieser Erkrankung bilden sich weiße Flecken, deren Umgebung dunkler pigmentiert sein kann. Die Flecken sind unregelmäßig, scharf umschrieben und liegen im Hautniveau. In diesem Falle spricht man von einer Pigmentverschiebung. Zuweilen erscheint die Umgebung auch nur dunkler durch die scharfe Abgrenzung zu den völlig unpigmentierten Flecken. Die Ursache der Vitiligo ist bis heute *unbekannt*. Die weißen Flecken können immer mehr an Größe und Ausdehnung zunehmen, bis ein völliger Pigmentschwund erreicht sein kann. Davon befallen werden vorwiegend die Extremitäten, aber auch am Rumpf und am Kopf kann die Erkrankung auftreten. Sie verläuft völlig schmerzfrei, juckt nicht und zeigt keine Entzündungserscheinungen. Ist eine Beteiligung des Haares gegeben, so spricht man von einer *Poliosis*.

Behandlung:
Es gibt keine Behandlungsmöglichkeit, es sei denn durch dekorative Mittel wie Abdeckung und künstlich bräunende Mittel.

2. *Die Weißhäutigkeit = Albinismus*
(*albus, a, um* lat. = *weiß*)

Der Albinismus ist ein angeborener völliger Pigmentmangel. Albinos — so bezeichnet man diese Menschen — haben weiße Kopf- und Körperhaare, weißliche Haut, hellblaue oder blaßrote Iris, tiefrote Pupille und sind durch diese Unvollkommenheiten meist menschenscheu, vor allem lichtscheu und schwachsichtig. Die Ursache der Erkrankung ist unbekannt, häufig liegt Blutsverwandschaft der Vorfahren vor, daher beobachtet man manchmal als sekundäre Erscheinung geistige Störungen. Der Albino ist nicht sehr widerstandsfähig und wird daher meist nicht alt.

Behandlungsmöglichkeit gibt es *keine*. Selbstverständlich kann die Kosmetikerin durch Augenbrauen- und Wimpernfärbung sowie dekorative Mittel in solchen Fällen — rein äußerlich — helfen.

Künstliche Depigmentierungen

1. *Pityriasis sicca*

Die Pityriasis sicca wird durch chemische Mittel hervorgerufen, z. B. durch starke Chlorung des Wassers in öffentlichen Bädern, Seifen, etc. Es entsteht eine leichte Hautentzündung mit Schuppung. Diese Schuppen verhindern, daß die befallenen Stellen im Sommer bräunen. Es bleiben daher in der gebräunten Haut kleine oder größere weiße Herde bestehen, die sich dann im Laufe des Winters wieder normalisieren. Sie treten allerdings sofort wieder auf, wenn sich das Baden in chloriertem Wasser und Seifen nicht vermeiden lassen.

Behandlung:

Meidung der Ursache! Der Arzt verordnet milde Salben.

2. *Spezifisches Leukoderm = Leucoderma syphiliticum*
Das spezifische Leukoderm tritt im II. Stadium der Syphilis in Form von weißen Flecken auf, meistens am Hals und an den Schultern. Daher auch die Bezeichnung „Halsband der Venus".

Behandlung:

Durch den Arzt.

Hyperkeratosen

Hyperkeratosen sind übermäßige Verhornungserscheinungen an der Haut, die entweder anlagebedingt oder erworben sein können, d. h. durch äußere Einwirkung entstehen können.

1. *Die Schwiele*

Schwielen sind eine Schutzmaßnahme der Haut gegen übermäßige Beanspruchung, vornehmlich an Händen und Füßen. Die Schwiele ist eine flächige Verhornung, die *nicht* in die Tiefe geht. Tritt eine starke Verhornung an bestimmten Stellen der Füße auf, so kann man auf bestimmte Fußdeformitäten wie z. B. Spreiz-, Senk- oder Plattfuß schließen. Aber auch bei schlechtem Schuhwerk oder vielem Barfußlaufen schützt sich die Haut mit vermehrter Keratinbildung.

Behandlung:

Zuerst ist die Beseitigung der Ursache erforderlich, dann kommen Abreibungen mit Bimsstein, Entfernung durch Hornhauthobel, Skalpell- und Hornhautfräser in Frage.

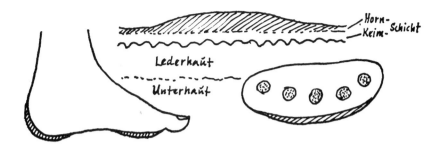

2. Das Hühnerauge = Clavus

Das Hühnerauge ist eine Hyperkeratose an den Füßen, besonders den Zehen, bei dem sich durch langanhaltenden Druck ein konischer Dorn bildet, der auf das Periost (Knochenhaut) drückt und sehr starke Schmerzen verursachen kann. Ein Hühnerauge schmerzt immer bei Druck von oben. Bei feuchter Witterung quillt die Hornsubstanz, einschließlich des Dorns und ruft vermehrte Schmerzen hervor. Daher die „Wetterprognosen" der Träger von Hühneraugen. Ungünstiges und zu kleines Schuhwerk sind die Ursachen der Hühneraugen.

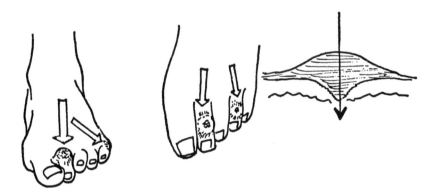

Behandlung:

Zuerst das Schuhwerk wechseln, dann kommt die Entfernung mit Fräser, Skalpell oder Salizylpflaster, Hühneraugentinktur (Wirkstoffe sind Salizylsäure und Milchsäure) in Frage.

Erbbedingte Hyperkeratosen

1. *Reibeisenhaut = lichen pilaris*

Die Lichen pilaris ist eine reibeisenartige Verhornung der Follikelmündungen, besonders an den Streckseiten der Arme und Beine. Es bilden sich Hornzäpfchen am Follikelausgang. Die Lanugobehaarung ist schwach ausgeprägt. Die Ursache ist eine Veranlagung, d. h. Vererbung.

Behandlung:

Die Behandlung wirkt nur gegen die äußeren Erscheinungen. Am meisten erreicht man mit einer erweichenden Behandlung. Bäder mit Zusätzen von Kleie, Schmierseife etc. Kräftiges Bürsten mit Körperbürsten oder Luffaschwamm, danach Einfetten mit milden Salben oder Cremes. Setzt man mit der Behandlung aus, so stellt sich der alte Zustand wieder ein.

2. *Fischschuppenhaut = Ichthyosis*

Die Ursache der Ichthyosis ist eine anlagebedingte Unterfunktion der Talg- und Schweißdrüsen, einhergehend mit einem anormal starken Verhornungsprozeß. Die Haut ist spröde, trocken und schuppt ständig. Die Erkrankung beginnt meist im 1.–2. Lebensjahr und befällt manchmal den ganzen Körper, ausgenommen sind die Gelenkbeugen, Achselhöhlen und Genitalgegend.

Behandlung:

Auch die Ichthyosis ist, wie die Lichen pilaris, nicht auf die Dauer zu beseitigen. Temporär ist der Zustand durch regelmäßige Bürstenmassage mit nachfolgendem Einfetten oder Einölen zu bessern, durch hohe Gaben von Vitamin A und Prednison.

Altersschwiele = Keratoma senile

Die Altersschwiele ist eine flache, bei älteren Leuten auftretende bräunlich-schwarze warzige Erhebung, die vor allem im Gesicht und am Handrücken zu finden ist. 20–25 % gehen in Karzinome über. Man bezeichnet die Altersschwiele auch als Präkanzerose (Vorstadium zum Krebs). Die Erkrankung tritt meist bei Landleuten und Seeleuten auf, also Menschen, die immer der Sonne, dem Wind und jeglichem Wetter ausgesetzt sind.

Behandlung:

Wird nur durch den Arzt vorgenommen: Exzision und Strahlentherapie.

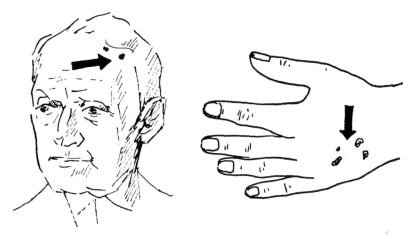

Altersschwiele

Narbenbildungen

Da der Kosmetikerin in ihrer Praxis die verschiedenartigsten Narbenbildungen zu Gesicht kommen, sollte sie die üblichen Narbenformen und deren Bezeichnung kennen.

1. Die günstigste und unauffälligste Narbenbildung ist die im Hautniveau liegende normal pigmentierte. Sie entsteht bei glatten Schnitt- und Rißverletzungen oder durch sachgemäße Koagulation bei ungestörtem Heilungsverlauf der Wunde.

2. Die normale Narbenbildung im Hautniveau mit Hyper- und Depigmentierung entsteht bei den gleichen Verletzungen wie die unter 1

aufgeführten, es liegt aber eine anlagemäßig bedingte Neigung zu Über- oder Depigmentierung vor. Die Narbe ist dadurch augenfälliger.

Schnitt- u. Rißnarben

Grübchen- u. Schlüsselnarben

Keloid oder Wulstnarbe

Striae oder Dehnungsstreifen

3. Die Narbenbildung mit Vertiefung können

    a) Grübchennarben
    b) Schüsselnarben

sein. Die Grübchennarben und Schüsselnarben entstehen immer durch Gewebsverlust der Haut.

Grübchennarben sind kleiner und flacher, während Schüsselnarben größeren Umfang und Tiefe haben.

4. Die Narbenbildung über dem Hautniveau, also die Wulstnarbenbildung, das Keloid, wurde bereits besprochen.

5. Zipfelnarben und Brückennarben entstehen bei der Abheilung der Tuberculosis cutis colliquativa = erweichende Haut Tbc (s. dort).

6. Dehnungsstreifen = Striae, entstehen durch Zerreißen der elastischen Bindegewebsfasern bei übermäßiger Dehnung, z. B. während der Schwangerschaft, oder durch plötzliche starke Gewichtszunahme. Auch übermäßige Beanspruchung, d. h. Überdehnung beim Sport kann zu dieser Art von Narbenbildung führen. Am häufigsten ist sie während der Schwangerschaft auf Bauch, Hüften und Oberschenkeln, auch an der Brust zu beobachten. Zu Anfang sind es blaurötliche, später helle perlmuttglänzende Streifen mit feingefältelter stark verdünnter Epidermis, für die es nur geringe Behandlungsmöglichkeiten gibt, z. B. als Vorbeugung Behandlung mit Spezialsalben, Nikotinsäureestern, welche eine starke Durchblutung hervorrufen. Die Behandlung muß rechtzeitig − etwa ab dem 3. Schwangerschaftsmonat − einsetzen.

Hyperhidrosis

Die Hyperhidrosis ist eine übermäßige Schweißabsonderung, die am ganzen Körper auftreten kann, aber vorwiegend am Sitz der großen Schweißdrüsen wie z. B. in den Achselhöhlen oder dort, wo sich viele kleine Schweißdrüsen befinden, z. B. an den Fußsohlen und Handinnenflächen.

Normalerweise produzieren unsere zwei Millionen Schweißdrüsen so viel Schweiß, wie zur Verdunstung notwendig ist. Steigt die Außentemperatur, so steigt automatisch die Tätigkeit der Schweißdrüsen. Bei Menschen, die unter Hyperhidrosis leiden, ist aber die Schweißabsonderung auch unter normalen Temperaturverhältnissen außerordentlich stark. Häufig gehen Hyperhidrosis und Bromhidrosis (übler Schweißgeruch) Hand in Hand. Vor allem an den Füßen, aber auch bei Frauen in den Achselhöhlen. Das Üble ist, daß der Mensch seinen Eigengeruch selbst kaum oder garnicht wahrnimmt, die Umwelt aber umso mehr. Daher ist gerade bei Personen, die unter starker Schweißabsonderung leiden, äußerste Sauberkeit geboten. Tägliche gründliche Körperwäsche und nachfolgendes Einpudern der Achselhöhlen und der Füße mit einem desodorierenden, aufsaugenden Puder oder anderen geruchbeseitigenden Mitteln, die reichlich zur Verfügung stehen, sollte eine Selbstverständlichkeit sein. Täglicher Strumpfwechsel gehört hier unbedingt zur Körperhygiene.

In allen Fällen der Hyperhidrosis sollte der Arzt zu Rate gezogen werden, der von Fall zu Fall entscheidet, welche Mittel zur Behandlung dieses Leidens in Frage kommen.

Pilzerkrankungen = Dermatomykosen

Alle Pilzerkrankungen gehören grundsätzlich in die Behandlung des Arztes, nicht in die einer Kosmetikerin. Trotzdem sollte sie über Pilzerkrankungen informiert sein, um diese rechtzeitig erkennen zu können.

Allgemeines über Pilzerkrankungen:

Pilze vermehren sich durch Sporen (Konidien). Diese werden übertragen und siedeln sich auf der Haut an. Sie bevorzugen immer feuchtes Milieu, da sie in diesem einen idealen Nährboden zu ihrer Vermehrung finden. Aus den Sporen kommen allmählich die Fäden (Hyphen) und daraus entwickelt sich das Pilzgeflecht (Myzel).

Pilzerkrankungen können an Haut, Schleimhaut, Nägeln und Haaren auftreten.

Es gibt verschiedene Verfahren zum Nachweis der Pilze, die *alle* nur durch den Arzt vorgenommen werden:

1. durch das Mikroskop:
   a) ungefärbter Nachweis
   b) gefärbter Nachweis
2. durch die feuchte Kammer und Mikroskop
3. durch Ansetzen einer Pilzkultur

Behandlung:

Der Arzt versucht immer zuerst austrocknende Mittel, denn dadurch wird dem Pilz, der feuchtes Milieu bevorzugt, der Nährboden entzogen. Keine andere Behandlung ist so langwierig wie eine Pilzbehandlung, da häufig Sporen auf der Haut bleiben und diese wieder auskeimen. Es gibt noch kein Mittel, diese zu vernichten. Wenn eine Pilzerkrankung abgeheilt ist, so besteht die Gefahr, daß sie zu früh abgebrochen wird und dann langwierige Rückschläge eintreten. Wenn ein Pilz die Nägel befallen hat, ist die Behandlung sehr schwierig. Es hat keinen Zweck, den Nagel zu entfernen, weil damit nicht die Pilze entfernt werden, man versucht dagegen die übrigen Nägel zu schützen. Je früher mit der Behandlung der Pilzerkrankungen begonnen wird, desto schneller besteht Aussicht auf Heilung. Hat sich der Pilz schon sehr ausgebreitet, so ist die Behandlung langwierig. Der Pilz wird unter Umständen resistent gegen das Medikament, so daß Sporen wieder auskeimen und neue Hauterscheinungen auftreten.

Moderne Mittel gegen Faden-, nicht jedoch gegen Sproßpilze sind:

Likuden M-Tabletten und Fulcin S-Tabletten

Diese Mittel sind sehr teuer, daher ist ein unbedingter Nachweis der Pilzerkrankung notwendig, bevor diese Medikamente eingesetzt werden.

Die einzelnen Pilzerkrankungen:

1. *Die Scherpilzflechte = Trichophytie*

   Die Ursache ist der Trichophytiepilz. Er tritt an allen behaarten Körperstellen auf. Die Übertragung geschieht von Mensch zu Mensch und von Tier zu Mensch, außerdem durch Gegenstände, die mit dem Pilz in Berührung gekommen sind, z. B. durch Instrumente, Bürsten Decken etc.

   Man unterscheidet verschiedene Formen der Trichophytie:

   Die *oberflächliche Form* = Trichophytia superficialis beginnt mit einer Rötung und Schuppung des Herdes, der gegen die gesunde Haut scharf abgegrenzt ist. Die Ränder sind leicht erhaben. Der Patient verspürt geringen Juckreiz. Die Erkrankung schreitet am Rande fort, während die Mitte des Herdes abheilen kann. Bilden sich in der abgeheilten Mitte neue Herde, so spricht man von der „Irisform". Auf den Herden entstehen dann Pusteln, damit ist schon der Übergang in die tieferen Hautschichten gegeben.

Die Trichophytie wächst in den Haarfollikel hinein und befällt so die Cutis.

Die tiefe Form = Trichophytia profunda. Beim Übergang von der Oberflächen- zur Tiefentrichophytie kommt es zu Schwellungen oder Pusteln, zu umschriebenen furunkelähnlichen Erhebungen furunkuloide Form). Im weiteren Verlauf zeigen sich rötliche, schwammige, makronenartig aussehende Wucherungen.
Durch Einwanderung von Streptokokken und Staphylokokken kommt es zur Eiterung. Zuweilen treten Schmerzen auf. Ist die Kinn- oder vordere Halspartie befallen, so spricht man von Trichophytie des Bartes.

Die Nageltrichophytie

Einer Hauttrichophytie kann eine Nageltrichophytie folgen, diese kann aber auch allein auftreten. Meist werden einzelne Nägel befallen. Die Nagelplatte wird bröckelig, rissig, schmutziggelb. Bei Miterkrankung des Nagelbettes kann sich der Nagel ablösen, er sieht dann weiß aus und stößt sich ab. Die Nageltrichophytie ist sehr schwer zu behandeln und kann Jahre andauern.

Das Trichophytid

Gelangt der Trichophytiepilz vorübergehend in die Blutbahn, so kann eine allergische Reaktion der Haut mit umschriebenen, geröteten Flecken erfolgen, die man als Trichophytid bezeichnet. Die Begleiterscheinungen sind Mattigkeit, Kopfweh, Fieber, sie klingen nach 2—3 Tagen ab, die allergischen Hautreaktionen bleiben etwas länger bestehen, je nach Empfindlichkeit des betreffenden Patienten.

2. *Die Epidermophytie*

Die Ursache der Epidermophytie sind auf der Epidermis wachsende Pilze. Sie unterscheiden sich vom Trichophytiepilz dadurch, daß sie unabhängig vom Haar sind und nur den Menschen befallen. Die Übertragung geschieht also nur von Mensch zu Mensch und durch Gegenstände.

Man unterscheidet:

a) *die Epidermophytia inguinalis (Tinea inguinalis)*

Die Erreger sind verschiedene Trichophyton-Pilze und Epidermophyton. Die Erkrankung zeigt zartrosa, scharf umschriebene Herde mit weißlicher Schuppung, sie schreitet am Rande fort und ist dort über das Hautniveau gering erhaben. Sie zeigt schwächeren bis stärkeren Juckreiz. Der Verlauf ist oft hartnäckig und chronisch. Der Lieblingssitz ist die Genitalgegend, Innenseite der Oberschenkel, die Achselhöhlen, unter den Brüsten, also an Stellen, an denen feuchtwarmes Milieu herrscht, aber auch an den Brustwarzen z. B. bei schwangeren Frauen, am Körper und sogar auf dem Kopf kann er auftreten. Die Übertragung geschieht in Bädern, Sauna, Toiletten oder direkt von Mensch zu Mensch.

b) *Epidermophytie der Hände und Füße (Tinea manuum et pedum)*

Die Erreger sind verschiedene Fadenpilze der Gattung Trichophyton. Fast jeder 2. Mensch leidet an dieser Art Pilzerkrankung. Es ist die weitverbreiteste Pilzerkrankung überhaupt. Sie bildet sich meist zwischen der dritten und vierten Zehe und zwischen den Fingern. Sie wird oft von quälendem Juckreiz begleitet. Die warme Jahreszeit begünstigt die Festsetzung der Sporen, da durch erhöhte Schweißabsonderung der ideale Nährboden für diese gegeben ist. Die Übertragung findet in Badeanstalten, Sauna, auf dem Rasen, feuchten Sisalmatten, feuchten Holzboden etc. oder direkt statt.

Vorbedingung für eine erfolgreiche Behandlung ist der tägliche Wechsel der Strümpfe und Auskochen derselben (Baumwolle). Das gleiche gilt für Handschuhe beim Befall der Hände.

Die Epidermophytia manuum et pedum weist 3 Formen auf:

I. *Die Squamös-hyperkeratotische Form =*
   Epidermophytia squamosa-hyperkeratotica

   Sie verläuft oberflächlich im Bereich der Hornschicht, sie weist eine Hyperkeratose und trockene Abschilferung auf.

II. *Die dyshidrotische Form* = *Epidermophytia dyshidrotica*

Diese Form dringt bis in die Stachelzellenschicht, sitzt also tiefer als die squamös-hyperkeratotische Form. Im Vordergrund steht die Bläschenbildung aus der Tiefe nach oben. Diese Bläschen können platzen und nässen. Dabei kommt ein unerträglich starker Juckreiz hinzu. Es kommt zu wunden Stellen, Anschwellung der Haut und Sekundärinfektionen.

III. *Die intertriginöse Form* = *Epidermophytia intertriginosa*

Zu Beginn zeigt sich diese Form der Epidermophytie meist zwischen der vierten und fünften Zehe. Dort erscheint die Hornschicht gequollen und weißlich. Später wird die Haut in der Umgebung trocken oder feucht und näßt. Es kann auch eine Ausdehnung auf die Fußsohlen und den Fußrücken stattfinden.

BEI ALLEN DIESEN DREI FORMEN IST EINE NAGELBETEILIGUNG MÖGLICH!

Das *Epidermophytid* ist genau wie das Trichophytid (siehe Seite 133) eine allergische Reaktion der Haut.

3. *Die Pityriasis versicolor (versicolor = farbwechselnd)*

Diese Pilzerkrankung ist leicht übertragbar, aber auch leicht zu behandeln. Sie tritt vorwiegend im Sommer auf, wenn die Haut feucht ist. Sie befällt nie Kopf, Gesicht und Hände. Am Körper entstehen gelbliche bis bräunliche kleienförmig schuppende Fleckchen. Eine Verwechslung mit Pigmentflecken ist daher möglich. Zuerst erscheinen diese Flecken scharf abgegrenzt, später ist ein flächenhaftes Zusammenfließen zu beobachten. Der Unterschied zwischen Pityriasis versicolor und echten Pigmentflecken ist leicht festzustellen: Echte Pigmentflecken schuppen nicht.

4. *Die Mikrosporie*

Die Mikrosporie befällt vor allem Kinder, sie ist seltener bei Erwachsenen. Da sie epidemisch auftritt und starke Infektionsgefahr besteht, ist sie meldepflichtig.

Der Pilz setzt sich in die Kopfhaare, diese brechen in etwa 1–2 mm Höhe über der Kopfhaut ab, es entstehen runde oder ovale Flächen auf denen die mit winzig kleinen weißen Schuppen bedeckten Haarstümpfe stehen. Die ganze Fläche wirkt wie weiß bestaubt. Die Haut darunter ist gerötet.

5. *Der Favus*

Man unterscheidet zwei Arten des Favus:

a) der Menschenfavus, er wird von Mensch zu Mensch übertragen

b) der Tierfavus, er wird vom Tier auf den Menschen übertragen.

Der Menschenfavus befällt den Kopf und die Nägel. Der Pilz dringt in die Tiefe ein und zerstört die Haarpapillen. (Papillogene Schädigung). Es entstehen Narben und kahle Stellen. Am Nagel dringt der Pilz bis in die Nagelwurzel, zerstört diese und der Nagel wächst nicht mehr nach.

Der Tierfavus befällt den ganzen Körper, vorwiegend den Stamm. Er bildet umschriebene, schuppende Herde und hinterläßt ebenfalls Narben.

In Europa kommt der Favus kaum noch vor.

6. *Der Soorpilz*

Dieser Pilz ruft meist keine schwere Erkrankung hervor. Der Erreger: *Candita albicans*. Bei Säuglingen befällt er vor allem die Mundschleimhaut als Begleiterscheinung von Magen- und Darmstörungen oder anderen Allgemeinerkrankungen. Er tritt als festhaftender, weißlich grauer fleckiger Belag an der Schleimhaut des Mundes auf. Auch Erwachsene können davon befallen werden, vor allem schwerfiebernde Kranke und nach der Therapie mit Antibiotica. Dabei kann auch Befall der Speiseröhre auftreten. In selteneren Fällen kann er sich auch auf der Haut bzw. Schleimhaut in der Genitalgegend als Begleiterscheinung der Schwangerschaft, der Tuberkulose, des Diabetes und bei unsachgemäßer Anwendung von Intimsprays zeigen. Auch zwischen den Fingern tritt interdigitale Soormykose bei Hausfrauen, Köchinnen, Wäscherinnen auf. Der Grund zeigt sich dann gerötet mit weißlichen Auflagerungen. Kratzt man diese ab, so blutet der Grund sehr leicht. Der Soorpilz kann auch die Nägel befallen.

Kommt eine Kosmetikerin in der Praxis zufällig mit Pilzerkrankungen — z. B. Epidermophytie manuum et pedum — in Berührung, so ist oberstes Gebot äußerste Sauberkeit, Desinfektion und Sterilisation aller Gegenstände und Instrumente, die in Kontakt mit erkrankten Stellen gekommen waren.

Hauttuberkulosen

Auch die Hauttuberkulose ist — wie die Pilzerkrankungen — ausschließliches Sachgebiet des Arztes. Lediglich um Verwechslungen mit anderen ähnlich erscheinenden Erkrankungen vorzubeugen, wurde dieses Kapitel kurz aufgezeichnet und der besonderen Aufmerksamkeit durch die Kosmetikerin empfohlen.

Die Hauttuberkulose ist eine Hauterkrankung, die durch das Mycobacterium tuberculosis hervorgerufen wird (Entdecker: Robert Koch 1882).

Man unterscheidet *drei* Typen des Bakteriums:

> Typus humanus (Mensch)
> Typus bovinus (Rind)
> Typus gallinus (Vogel)

Die primäre Haut-Tbc ist ganz selten, höchstens bei Säuglingen und Kleinkindern. Die Herde bilden sich meist durch Streuung einer Tbc der inneren Organe, häufig der Lunge. Befall der inneren Organe durch Einatmungs- und Tröpfcheninfektion. Immunität durch Erstinfektion: Die Herde verkapseln sich und es bilden sich Antikörper.

Es gibt mehrere Arten des Nachweises einer Haut-Tbc, die vom Arzt durchgeführt werden.

Die einzelnen Hauttuberkulose-Erkrankungen

1. *Die Schwindflechte = Lupus vulgaris*
   (lupus lat. = der Wolf), auch fressende Flechte genannt.

   Sie ist die häufigste Form der Hauttuberkulose. Die Erkrankung beginnt mit dem sogenannten Lupusfleck. Das ist ein kleines Knötchen

(Tuberculum) in der Haut. Seine Farbe ist gelblich-braun bis rötlich-braun, es zeigt eine leichte weißliche Schuppung. Der Herd breitet sich langsam aus. Der Verlauf ist chronisch und erstreckt sich über Jahre. Ohne ärztliche Behandlung schreitet er unaufhaltsam fort. Die Erkrankung führt zu narbigen Entstellungen. Die Abheilung der Herde erfolgt mit Narben, in denen immer wieder neue Lupusflecke entstehen. Erst 1947 wurde bekannt, daß Lupus durch Vitamin D_2 = Vigantol bekämpft und geheilt werden kann.

2. *Die warzenähnliche Haut-Tbc = Tuberculosis cutis verrucosa*

Die warzenähnliche Haut-Tbc erscheint als ein warzenähnlicher Herd, der von einem bläulichroten, entzündlichen Saum umgeben ist. Das bedeutet, daß keine Kosmetikerin eine Warze behandeln darf, die einen entzündeten Hof aufweist. Sofortige Untersuchung durch den Arzt ist notwendig. Bei der Behandlung durch den Arzt sind günstige Heilungsaussichten vorhanden. Die warzenähnliche Haut-Tbc heilt ohne Narben ab.

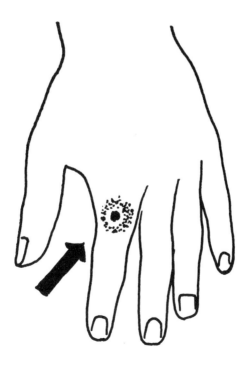

3. *Das Tuberkulid*

Das Tuberkulid ist eine allergische Reaktion auf die Toxine der Tbc über den Blutweg. *Papulo-nekrotische Tuberkulide* beginnen mit stecknadelkopfgroßen Herden in der Subcutis, blaßrote Verfärbung der Haut, schließlich blaurote, erhabene Papeln. Die Abheilung erfolgt mit scharf umschriebenen, am Rande pigmentierten Narben.

4. *Erweichende Haut-Tbc = Tuberculosis cutis colliquativa*

Die Erkrankung beginnt mit kutan bis subkutan gelegenen Knoten, die erweichen (daher der Name) und fisteln. Dabei färbt sich die Haut blaurot, wird dünner, bricht endlich durch und entleert den Inhalt als Eiter. Aufgrund dieser Erscheinung ist eine Verwechslung mit Furunkulose möglich. Der Erkennungsunterschied besteht in der Schmerzlosigkeit der Geschwüre, gegenüber der starken Schmerzhaftigkeit der Furunkulose. Die erweichende Haut-Tbc geht am häufigsten von tuberkulösen Lymphdrüsen am Hals oder einer Knochen- oder Gelenktuberkulose aus. Die Abheilung erfolgt unter Bildung häßlicher runder tief eingezogener Narben oder Zipfel- und Brückennarben.

5. *Scnwindknoten = Erythema induratum Bazin*

Die Erkrankung beginnt mit harten Infiltraten, hauptsächlich am Unterschenkel und ist eine besondere Form der Hauttuberkulose. Diese Knoten können geschwürig zerfallen, ohne daß dabei Schmerzhaftigkeit auftritt.

Die Beziehung zur echten Haut-Tbc ist noch nicht ganz geklärt, da zwar eine Reaktion auf die Tuberkulinprobe und auch auf Medikamente, mit denen die Haut-Tbc behandelt wird, erfolgt, aber der Tuberkelbazillus noch nicht nachgewiesen ist.

Schmetterlingsflechte = Erythematodes

Diese Erkrankung wurde früher als Haut-Tbc bezeichnet. Der Erreger ist bis heute unbekannt.

Der Verlauf ist ähnlich der der Haut-Tbc. Er ist chronisch schleichend, am Rande fortschreitend. Die Erkrankung beginnt im Gesicht, meistens auf der Nase. Sie breitet sich nach den Wangen schmetterlingsförmig aus, daher ist eine Verwechslung mit der Rosacea möglich. Es zeigt sich

Rötung, Schuppung, die Schuppen weisen dornartige Fortsätze auf. Die Haut atrophiert, Bildung von Teleangiektasien, Pigmentierungen und Narben, die nicht mehr verschwinden. Die Narben sind hart und fest. Die Erkrankung ist nicht ganz harmlos. Tritt sie akut am ganzen Körper auf, so kann sie zum Tode führen.

Störungen der Behaarung

Störungen der Behaarung können angeborene oder erworbene Ursachen haben. Sie können pilogener oder papillogener Natur sein. Pilogene Schädigungen sind Haarschaftschädigungen, papillogene Schädigungen — also Schädigungen der Haarpapille — sind kaum oder garnicht zu beeinflussen, da sie oft anlagebedingt sind.

1. *Haarmangel = Hypotrichosis*

   Der angeborene Haarmangel tritt verhältnismäßig selten auf und kann endokrine Ursachen haben. Die Hypotrichosis kann sich durch gänzliches Fehlen der Körperbehaarung zeigen oder als umschriebene, einzelne Stellen. Meistens geht sie mit anderen Mißbildungen einher. Das Fehlen der Achsel- und Schamhaare kann von Infantilismus begleitet sein. Eine Behandlung der Hypotrichosis ist wenig aussichtsreich, weder durch den Arzt noch durch die Kosmetikerin.

2. *Überbehaarung = Hypertrichosis*

   Auch die Hypertrichosis ist zumeist anlagebedingt. Sie kann flächenhaft und begrenzt auftreten. Bei Männern findet man sie auf Brust und Rücken, bei Mädchen, bzw. Frauen als Damenbart oder an den Extremitäten und auf der Brust. Sie entsteht in den Entwicklungsjahren oder im Klimakterium. Ein weiterer Grund des Auftretens kann in der Unterentwicklung der Gebärmutter, der Eierstöcke — also einer Tendierung zum männlichen Geschlecht — liegen. Die beste Möglichkeit der Behandlung liegt in der Dauerentfernung (Epilation) durch die Kosmetikerin.

   Depilatorien wie Harz, Wachs, Enthaarungscrems, Rasieren etc. sollten vermieden werden, da diese den Nachwuchs verstärken und nur kurzfristig wirksam sind. Bleichungen mit H_2O_2 als Lösung oder in Salben bei Flaumhaaren sind manchmal ebenfalls gut wirksam.

3. *Störungen in der Form des Einzelhaares*

   a) *Das Spalthaar = Trichoptilosis*

   Das Spalthaar ist eine pilogene Schädigung des Haares, die durch häufiges Waschen mit scharfen, ungeeigneten Mitteln entsteht. Auch das Bleichen der Haare mit H_2O_2, Dauerwellen, Färben, Föhnen, dauernder Gebrauch von Kunststoffbürsten usw. können die Entstehung fördern.

   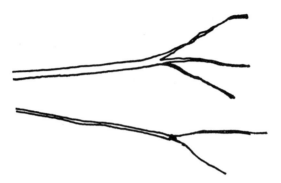

   Aussehen: Das Haar spaltet sich am Ende in zwei oder mehrere Teile.

   Behandlung: In erster Linie ist die Ursache des Auftretens zu beseitigen. Man brennt oder schneidet die gespaltenen Enden ab und fettet die Haarenden regelmäßig mit einer guten Haarpflegecrem ein.

   b) *Das Knotenhaar = Trichorrhexis nodosa*

   Ursache wahrscheinlich mechanisch oder chemisch durch Heißluftapparate, alkalische Waschmittel usw. Bei trockenem Haar und bei der Seborrhoe sicca bevorzugtes Auftreten.

   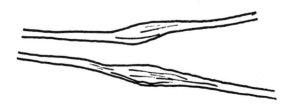

Aussehen: Im Haar bilden sich knotenartige Verdickungen, entstanden durch umschriebene Aufsplitterung des Haares an diesen Stellen. An diesen knotigen Verdickungen brechen die Haare ab.

Behandlung: Durch den Arzt.

c) *Die Ringelhaare = Pili annulati*

Das Ringelhaar ist papillär bedingt. Es ist eine angeborene Neigung zu helleren und dunkleren Abschnitten im Haarschaft und zu vermehrter Lockenbildung in einem umschriebenen Bezirk.

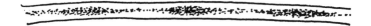

Behandlung: ist in diesem Falle nicht möglich. Evtl. durch den Friseur Ausziehen der Lockenbildung mit Dauerwellpräparaten.

d) *Die Spindelhaare = Monilethrix*

Bei der Monilethrix zeigen die Haare in 0,5–1 mm Abständen abwechselnd Verdünnungen und Verdickungen. Die Verdickungen sind lufthaltig. An den Verdünnungen brechen sie leicht ab, so daß nur noch Haarstümpfchen auf dem Kopf zurückbleiben. Die Monilethrix ist familiär und papillogen bedingt. Sie ist erblich.

Eine Behandlung ist nicht möglich. Die Monilethrix führt zu Haarschwund.

4. *Störungen im Haarpigment*

Diese sind wahrscheinlich auf das Eindringen von Luft in den Haarschaft zurückzuführen. Das natürliche Ergrauen im Alter ist physiologisch bedingt. Tritt Ergrauen der Haare allerdings schon bei jungen Menschen oder gar Kindern auf, so handelt es sich um eine dominant vererbte Eigentümlichkeit. Ein Ergrauen der Haare kann auch nach schweren Erkrankungen oder schweren Entbindungen auftreten, häufiger allerdings bei inkretorischen Störungen, z. B. bei Basedowkranken. Ebenso findet man bei der Vitiligo umschriebene weiße Haarstellen, sofern sie auf behaarten Hautstellen auftritt.

Eine Behandlung gegen das Ergrauen der Haare gibt es nicht. Die einzige Möglichkeit ist das Färben der Haare, das aber nur dekorative Wirkung hat, d. h. nur der Haarschaft wird eingefärbt, das Haar wächst immer weiß nach, also kein Einfluß auf Haarwurzel oder gar Haarpapille.

Ein plötzliches Ergrauen über Nacht durch Schock etc. ist unwahrscheinlich.

Haarschwund oder Haarausfall = Alopecia

Man unterscheidet flächenhafte und umschriebene, akute und chronische Formen. Diese können kombiniert sein.

1. *Der akut flächenhafte Haarausfall*

   Er kann nach fieberhaften, akuten Infektionskrankheiten wie Wundrose, Grippe, Typhus, Scharlach, Diphtherie etc. auftreten. Ferner nach chronischen Infektionskrankheiten wie Tbc, Syphilis, Tetanie usw., sowie nach heftigen allergischen Reaktionen (Arzneimttelausschläge). Ebenfalls nach Vergiftungen z. B. durch Quecksilber-, Blei-, Arsen-, Thalliumsalze. Er ist bedingt durch eine *vorübergehende* Schädigung der Haarpapille. Ist die Wirkung der Schädigung abgeklungen, so wachsen die Haare wieder nach. Ein schnelleres Wachstum erfolgt, wenn die Durchblutung der Kopfhaut mittels Massage, medizinische Haarwässer sowie durch Bestrahlung (UV) angeregt wird.

2. *Kreisrunder Haarausfall (akut umschrieben)* = *Alopecia areata*

   Die Ursache der Alopecia areata ist bis heute unbekannt. Man nimmt an, daß eine über das autonome Nervensystem stellenweise bedingte schlechte Durchblutung (Gefäßspasmen) schuld daran ist. Es sind runde oder ovale Herde von verschiedener Größe auf dem Kopf. Am Rande dieser kahlen Stellen stehen abgebrochene Haarstümpfe, die sich leicht mit der Pinzette herausziehen lassen. Bei der gutartigen Alopecia areata wachsen die Haare bei entsprechender durchblutungsanregender Behandlung wieder nach. (Massagen, Bestrahlungen etc.).

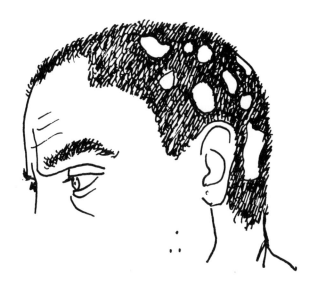

Bei der *Alopecia totalis* (Alopecia areata maligna) kann es zu totalem Haarausfall am ganzen Körper führen. Diese Erkrankung greift auch auf Augenbrauen und Wimpern über. Die Prognose ist in diesem Falle ungünstig.

3. *Alopecia specifica (Alopecia syphilitica)*
   Das ist die Bezeichnung für den fleckförmigen Haarausfall bei Syphilis im zweiten Stadium. Es sind haararme Bezirke, die aussehen als ob sie von Mottenfraß befallen wären. Der Sitz ist die seitliche und hintere Kopfgegend, seltener die Augenbrauen und Wimpern.

   Behandlung nur durch den Arzt.

4. *Flächenhaft chronischer Haarschwund auf dem Boden der Seborrhö = Alopecia diffusa seborrhoica*

   Dies ist der häufigste Grund des Haarausfalls und Ausbildung der Glatze bei Männern. Bei Frauen kommt es höchst selten zur Totalglatze. Die Erkrankung gedeiht auf dem Boden der Seborrhoe. Meist geht Schuppenbildung und stärkeres Fetten der Haare, sowie Juckreiz dem Haarausfall voran oder mit ihm konform. Bei der Glatzenbildung beginnen sich die Haare über der Stirn zu lichten. Es kommt zur Ausbildung von „Geheimratsecken", dann können die Haare tonsurartig ausgehen, nur ein halbkreisförmiger Haarkranz hinter den Ohren und im Nacken bleibt stehen. Die Haut der Glatze ist gespannt, wenig verschieblich und die Schweißabsonderung verstärkt. Ungeeignete Haarpflege, z. B. sehr seltenes Waschen mit schlechten Mitteln, häufiges Huttragen begünstigt die Glatzenbildung.

Den anlagebedingten Haarausfall kann man immer nur aufhalten, nie gänzlich verhindern.

Die Behandlungsart ist die gleiche wie bei allen anderen Haarausfallerscheinungen.

5. *Der umschriebene chronische Haarausfall*

Er tritt bei Narbenbildungen z. B. vernarbten Wunden, Verbrennungen, Erythematodes, Furunkel, Gürtelrose, Favus, Syphilis im dritten Stadium, aber auch bei bakteriellen Erkrankungen z. B. durch Streptokokken, Staphylokokken, Folliculitis decalvans (calvus lat. = kahl) auf.

Behandlung nur durch den Arzt, aber keine günstige Prognose.

Nagelerkrankungen = Onychosen

Durch die Maniküre und Pediküre kommt die Kosmetikerin täglich mit den Nägeln der Hände und der Füße in Berührung. Die Kenntnis der häufigsten Nagelerkrankungen ist daher äußerst wichtig für sie. Man unterscheidet folgende Formen der Nagelerkrankungen.

1. *Strukturanomalien:*

    a) *Weißnagel = Leukonychie* (leukos = weiß, Onyx = Nagel)

    Bei dieser Erkrankung zeigt die Nagelplatte weiße Flecke (Leukonychia punktata) oder weiße Streifen (Leukonychia striata), oder sie erscheint ganz weiß (Leukonychia totalis). Die Ursache dieser Erkrankung ist unbekannt. Die weißen Flecken und Streifen entstehen durch Einlagerung von Luftbläschen zwischen die Hornlamellen der Nagelplatte.

Man kann die Leuchonychie gelegentlich beobachten bei Personen, deren Nägel mechanischen und chemischen Reizen ausgesetzt sind.

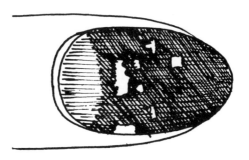

b) *Beau-Reilsche Querfurchen*

Dies sind vorübergehende Verhornungsstörungen nach schweren Infektionskrankheiten wie Scharlach, Masern etc. Die Ursache ist unbekannt. Sie zeigen sich als grabenartige, quer über den Nagel verlaufende Rillen. Es können auch familiär (erblich) bedingte Ursachen vorliegen. Ferner die Querrillen bei Säuglingen durch Übergang von fötaler zu extrafötaler Ernährung.

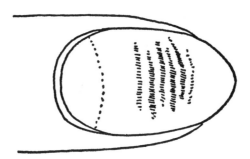

c) *Längsrillen*

Diese können auf angeborener Neigung beruhen oder durch punktförmige Schädigung der Nagelmatrix entstehen.

d) *Hohlnagel, Schüsselbildung = Koilonychie*

Man nennt diese Strukturanomalie auch Löffelnägel. Dabei zeigen sich zentrale, muldenförmige Eindellungen der Nägel mit Verdünnung und gleichzeitiger Randablösung.

Die Ursache kann familiär oder durch Eisenmangelanämie, Ekzeme u. a. bedingt sein.

e) *Verdickter Nagel = Onychogryposis*

Ursache angeboren oder durch Druck, Trauma, entzündliche Erkrankungen etc. (siehe Traumaschädigungen.)

f) *Spaltnagel = Onychoschisis*

Hierbei spaltet sich der Nagel parallel zur Oberfläche lamellenartig auf.

g) *Bruchnagel = Onychorrhexis*

Der Nagel splittert der Länge nach, vom freien Rande ausgehend. Die beiden letztgenannten Erkrankungen sind am häufigsten in

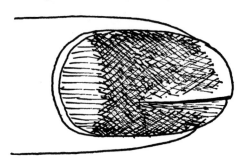

der kosmetischen Praxis bei der Maniküre zu beobachten. Sowohl die Onychoschisis als auch die Onychorrhexis können durch Kalkmangel oder auch durch schlechte Lacke und Lackentferner oder andere chemische Einwirkungen entstehen.

h) *Nagelablösung = Onycholysis*

Ablösung der Nägel bei verschiedenen Erkrankungen.

2. *Traumaschäden*

Traumaschädigungen des Nagels entstehen immer durch äußere Gewalteinwirkung, (Trauma (griech.) = Verletzung, Wunde, Gewalteinwirkung).

a) *Eingewachsener Nagel*

Er entsteht durch drückendes, zu kurzes oder zu schmales und spitzes Schuhwerk, meist an der Großzehe. Zum Teil ist er auch anlagebedingt. Unsachgemäßes Abschneiden der Nägel, nämlich rund ausgeschnittene Ecken, können als Folge einen eingewachsenen Nagel haben.

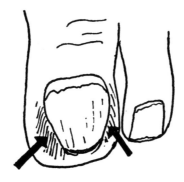

Behandlung: Beseitigung der Ursache und laufende Behandlung, sowie Kontrolle durch den Fußpfleger. Ist bereits eine Vereiterung eingetreten, so kommt nur ärztliche Behandlung in Frage.

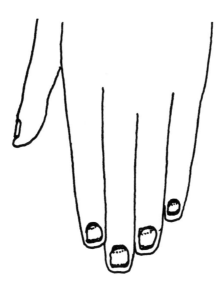

b) *Nägelkauen = Onychophagie*

Man findet es häufig bei Kindern und nervösen Erwachsenen. Es zählt zu den Zwangsneurosen. Bei Kindern kann man versuchen, die Nägel mit bitter schmeckenden Lösungen zu bestreichen, um sie vom Kauen abzuhalten. Beim Erwachsenen kann man ähnlich verfahren. Oft hilft auch das Aufkleben künstlicher Nägel, denn diese lassen sich nicht abknabbern. Appell an die Eitelkeit!

c) *Nagelverdickung = Onychogryposis*

Sie entsteht durch ständigen Druck, also durch zu kurzes drückendes Schuhwerk. Das Nagelwachstum ist häufig in der Richtung verändert, d. h. der Nagel krümmt sich und wächst nach der einen oder anderen Seite, statt nach vorn.

Behandlung: Durch den Fußpfleger. Eventuell Nagelentfernung durch den Arzt. Beseitigung der Ursache z. B. Druck.

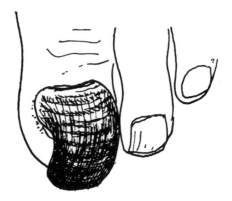

d) *Nagelschädigungen durch Erfrierungen, Verätzungen, Verbrennungen.*

3. Entzündliche Erkrankungen

a) *Nagelwurzel- und Nagelbettentzündung = Paronychie*

Die Paronychie ist eine eitrige Entzündung an den Fingern infolge Wundinfektion mit Eitererregern nach häufig nur geringfügigen Verletzungen, z. B. durch unsachgemäße Nagelpflege, Schneiden des Nagelhäutchen etc. Sekundäre Erscheinungen können Längsrillen oder Beau-Reilsche Querfurchen sein.

Behandlung nur durch den Arzt.

b) *Pilzerkrankungen der Nägel*
Trichophytie, Epidermophytie, Soor, Favus. (siehe dort)

c) *Schädigungen der Nägel durch chemische Stoffe.*

d) *Schuppenflechte = Psoriasis vulgaris*
Dabei entstehen die Tüpfelnägel und Querfurchen.

4. **Vergiftungen = Intoxikationen**

   In erster Linie entstehen diese durch Schwermetalle wie z. B. Blei Arsen- und Quecksilbersalze und rufen dabei Nagelveränderungen hervor:

   Meessche Querbänder:
   Nach Arsen- und Thalliumvergiftungen zieht sich quer über die Nägel ein etwa ein Millimeter breiter weißer Streifen (Meessche Querbänder). Der Arzt kann genau feststellen, wann die Vergiftung stattgefunden hat oder wie lange sie andauerte. (Spielt in der Kriminalistik z. B. bei Mordversuchen durch Gift eine wichtige Rolle.)

5. *Trophische Störungen = Ernährungsstörungen des Nagels*

   a) *Trommelschlegelfinger*

   Diese treten häufig bei Herz- und Lungenleidenden auf. Dabei sind die Fingerendglieder stark aufgetrieben und die Nägel uhrglasartig in der Längsrichtung gewölbt.

   b) *Nagelverdickungen*

   Treten ebenfalls bei Herzkranken und lange bettlägerig Kranken auf, ferner bei Krampfadern und schlecht durchbluteten Füßen. Die Ursache ist eine unzureichende Ernährung der Nagelwurzel, ebenfalls sind Stauungserscheinungen mitbestimmend.